essentials

Essentials liefern aktuelles Wissen in konzentrierter Form. Die Essenz dessen, worauf es als „State-of-the-Art" in der gegenwärtigen Fachdiskussion oder in der Praxis ankommt. *Essentials* informieren schnell, unkompliziert und verständlich

- als Einführung in ein aktuelles Thema aus Ihrem Fachgebiet
- als Einstieg in ein für Sie noch unbekanntes Themenfeld
- als Einblick, um zum Thema mitreden zu können

Die Bücher in elektronischer und gedruckter Form bringen das Fachwissen von Springerautor*innen kompakt zur Darstellung. Sie sind besonders für die Nutzung als eBook auf Tablet-PCs, eBook-Readern und Smartphones geeignet. *Essentials* sind Wissensbausteine aus den Wirtschafts-, Sozial- und Geisteswissenschaften, aus Technik und Naturwissenschaften sowie aus Medizin, Psychologie und Gesundheitsberufen. Von renommierten Autor*innen aller Springer-Verlagsmarken.

Philip Badinger

Geschichte der Gastroskopie

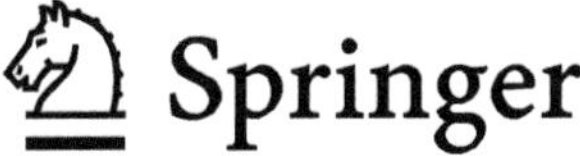

Philip Badinger
Johanes Kepler Universität Linz
Linz, Österreich

ISSN 2197-6708 ISSN 2197-6716 (electronic)
essentials
ISBN 978-3-662-72830-7 ISBN 978-3-662-72831-4 (eBook)
https://doi.org/10.1007/978-3-662-72831-4

Die Deutsche Nationalbibliothek verzeichnet diese Publikation in der Deutschen Nationalbibliografie; detaillierte bibliografische Daten sind im Internet über https://portal.dnb.de abrufbar.

Springer ist ein Imprint der eingetragenen Gesellschaft Springer-Verlag GmbH, DE und ist ein Teil von Springer Nature.
Die Anschrift der Gesellschaft ist: Heidelberger Platz 3, 14197 Berlin, Germany

Was Sie in diesem *essential* finden können

- Eine umfassende Darstellung der geschichtlichen Entwicklung der Gastroskopie
- Fotoaufnahmen von historischen Endoskopen aus der Datenbank der Internationalen Nitze-Leiter Forschungsgesellschaft für Endoskopie
- Biographische Informationen über die Personen, welche die Entwicklung der Gastroskopie geprägt haben
- Auszüge aus persönlichen Notizen und Briefen der Pioniere

Vorwort

Im Rahmen meiner Masterarbeit setze ich mich intensiv mit der Geschichte der Endoskopie mit besonderem Fokus auf die Gastroskopie auseinander. Besonders fasziniert es mich zu ergründen, wie sich medizinische Praktiken entwickelt haben.

Ein besonderer Dank gilt der Internationalen Nitze-Leiter-Forschungsgesellschaft für Endoskopie und vor allem Univ.-Prof. Dr. Rainer Schöfl, der mir die Fotodatenbank und die Instrumentensammlung zugänglich machte und mich darüber hinaus einlud beim Endoskopie Postgraduiertenkurs 2025 in Wien einen Teil meiner Arbeit zu präsentieren. Ich möchte mich auch recht herzlich bei Univ.-Doz. Dr. Manfred Skopec bedanken, der zu einem Interview über den Bozzini'schen Lichtleiter zur Verfügung stand. Des Weiteren bedanke ich mich bei Christoph Gerstl, der die Fotos für die Fotodatenbank anfertigte.

Im Folgenden finden Sie zu Beginn eines jeden Kapitels eine kurze biografische Darstellung der jeweiligen Pioniere. Anschließend erfolgt eine Beschreibung des Geräts und aller damit verbundenen Neuerungen und Verbesserungen. Das Buch richtet sich an alle, die an Medizingeschichte und insbesondere an der Entwicklung der Endoskopie interessiert sind.

Philip Badinger

Inhaltsverzeichnis

Über den Autor

Philip Badinger, BSc
Johannes Kepler Universität Linz
Altenberger Straße 69, 4040 Linz
philip.badinger@hotmail.com

1 Einleitung

Die Gastroskopie ist ein essenzielles diagnostisches und therapeutisches Verfahren in der Inneren Medizin und Allgemeinchirurgie. War die Magenspiegelung in ihren Anfängen noch eine gefährliche und schmerzhafte Untersuchung, so ist sie heute nur mit geringen Risiken und Unannehmlichkeiten für die Patienten verbunden. Dieser Wandel wurde durch die stetige Weiterentwicklung der Geräte und Narkoseverfahren ermöglicht. Die Entwicklungsgeschichte der Gastroskopie ist von großen Herausforderungen medizinischer, technologischer, ethischer und gesellschaftlicher Natur geprägt. Sie ist nicht nur von historischer Bedeutung, sondern trägt auch zum Verständnis bei, wie moderne Diagnoseverfahren entstehen und welche Faktoren ihren Erfolg oder Misserfolg beeinflussen.

Dieses *essential* bietet eine Darstellung der historischen Entwicklung der Gastroskopie von den Anfängen bis zur Gegenwart. Im Fokus stehen sowohl die Evolution der endoskopischen Geräte und die Optimierung der Rahmenbedingungen der Untersuchung, beispielsweise der Narkose, als auch die Biografien der bedeutendsten Pioniere und die Beschreibung der schwierigen Arbeitsbedingungen.

Es erfolgte eine umfassende Literaturrecherche, welche sowohl historisch bedeutende Dokumente einschließt als auch moderne wissenschaftliche Publikationen sowie biografische Inhalte, persönliche Aufzeichnungen und Briefe der Pioniere. Die Internationale Nitze-Leiter-Forschungsgesellschaft für Endoskopie beherbergt die größte Sammlung endoskopischer Instrumente weltweit. Ihre Fotodatenbank, welche alle Sammlerstücke enthält, wurde eingehend durchgesehen und zur Veranschaulichung der Geräte genutzt. Bei einem persönlichen Besuch des Billrothhauses sowie des Josephinums in Wien konnte jeweils ein Teil der Sammlung besichtigt werden.

P. Badinger, *Geschichte der Gastroskopie*, essentials,
https://doi.org/10.1007/978-3-662-72831-4_1

Das Buch gliedert sich in fünf Kapitel. Diese konzentrieren sich auf die wesentlichen Entwicklungsschritte und Pioniere.

Das erste Kapitel behandelt die Anfänge und die ersten Wegbereiter der Gastroskopie. Es beginnt mit Philipp Bozzini, der im 19. Jahrhundert als erster Arzt die Bestrebung hatte, innere Organe ohne Eröffnung einer Körperhöhle einsehbar zu machen, gefolgt von Antonin Jean Désormeaux, dem „Vater der Endoskopie" und seinen Innovationen sowie Adolf Kussmaul, der als erster Arzt eine Gastroskopie bei einem lebenden Patienten durchführte.

Das zweite Kapitel widmet sich der Ära der starren Endoskope und den mit dieser untrennbar verbundenen Pionieren. Maximilian Nitze entwickelte eine fortschrittliche Optik und integrierte erstmals eine Glühbirne als Lichtquelle. Johann von Mikulicz-Radecki entwickelte ein starres Ösophagoskop sowie ein starres Gastroskop mit einem Knick. Der Instrumentenhersteller Josef Leiter leistete wesentliche Beiträge zu den Entwicklungen von Nitze und Mikulicz.

Das dritte Kapitel beschreibt den Übergang von starren zu flexiblen Endoskopen. Rudolf Schindler und Georg Wolf konstruierten das erste semiflexible Gastroskop. Basil Isaac Hirschowitz entwickelte das erste Glasfaser-Endoskop und trug damit maßgeblich zur Entwicklung der amerikanischen Endoskopindustrie bei. Tatsuro Uji und Mutsuo Sugiura realisierten in Kooperation mit „Olympus" die erste Gastrokamera.

Im vierten Kapitel steht die Entwicklung der Videogastroskopie im Fokus. Es startet mit der Erläuterung der Stablinsen-Technologie entwickelt von Harold Horace Hopkins in Zusammenarbeit mit Karl Storz und setzt fort mit der Beschreibung der ersten Videogastroskope, welche auf der Technologie des Charge-Coupled Device basierten. Anschließend wird die Entwicklung der Kapselendoskopie durch Gavriel Iddan und ein interdisziplinäres Team israelischer Wissenschaftler und Ingenieure, welche entscheidend durch die Weiterentwicklung und Miniaturisierung des Charge-Coupled Device beeinflusst wurde, erläutert.

Das fünfte Kapitel behandelt die moderne Gastroskopie und erörtert die hochauflösende Weißlicht-Gastroskopie und spezielle ergänzende Methoden wie die reale und virtuelle Chromoendoskopie, die konfokale Laser-Endomikroskopie, das Autofluoreszenz Imaging und die Optische Kohärenztomographie.

2 Frühe Entwicklungen in der Endoskopie

Der Frankfurter Arzt Philipp Bozzini (1773–1809) begann 1804 seine Arbeit an einem Apparat, welcher es ihm ermöglichen sollte, das Körperinnere des Menschen einsehbar zu machen. Bozzini leitete mit seiner Konstruktion Licht durch Röhren und gab ihr den Namen „Lichtleiter“. Im Jahr 1804 veröffentlichte er erstmals eine Beschreibung seines Instruments in einer kleinen Frankfurter Tageszeitung (Internationale Nitze-Leiter Forschungsgesellschaft für Endoskopie 2024a).

Der französische Chirurg Antonin Jean Désormeaux (1815–1894) entwickelte eines der ersten Endoskope. Es bestand aus einer Röhre, in welcher ein Spiegel verbaut war. Mithilfe einer lichtintensiven Flamme und spezieller Linsen ermöglichte er eine seitliche Visualisierung. Désormeaux beabsichtigte, die Harnröhre sowie die Harnblase mit seinem Apparat, welchen er „l'endoscope“ nannte, zu untersuchen (Internationale Nitze-Leiter Forschungsgesellschaft für Endoskopie 2024b).

Der deutsche Internist Adolf Kussmaul (1822–1902) war maßgeblich am Anstoß für die Weiterentwicklung endoskopischer Apparate verantwortlich. 1868 führte er einem Schwertschlucker ein Metallrohr transösophageal in den Magen ein. In der Folge gelangen große Schritte auf dem Weg der Entwicklung der Endoskopie, welche eine erhebliche Bereicherung für die präoperative Diagnostik gastrointestinaler Pathologien darstellten (Frühmorgen und Demling 1973).

P. Badinger, *Geschichte der Gastroskopie*, essentials,
https://doi.org/10.1007/978-3-662-72831-4_2

2.1 Der Lichtleiter von Bozzini

Philipp Bozzini wurde am 25. Mai 1773 als Sohn eines Italieners und einer Deutschen in Mainz geboren. Er absolvierte sein Medizinstudium in Mainz und Jena. Zunächst arbeitete Bozzini in Mainz als praktischer Arzt. Er unternahm viele Reisen nach Frankreich und in die Niederlande, was seiner medizinischen Ausbildung zugutekam. Zur Zeit der Koalitionskriege verließ er Frankreich und zog nach Frankfurt, um zu verhindern französischer Staatsbürger zu werden und eingezogen zu werden. Dort war er ab 1803 als Arzt und Geburtshelfer tätig. Bozzini verfügte über ein umfangreiches Wissen in Philosophie, Mathematik und Chemie. Die Luftfahrt zählte ebenso zu seinen Interessen. Sein Interesse für die Endoskopie ließ sich auf seine Tätigkeit als Geburtshelfer zurückführen. 1804 verschrieb er sich der Arbeit an einem endoskopischen Apparat, obwohl er Zeit seines Lebens mit finanziellen Schwierigkeiten zu kämpfen hatte. 1808 wurde er zum „Physicus extraordinarius" ernannt. Während der Typhus-Epidemie infizierte sich Bozzini im Zuge seiner ärztlichen Tätigkeit. Philipp Bozzini verstarb am 04. April 1809 im Alter von 35 Jahren. Er gilt bis heute als erster Arzt, der tiefliegende Organe ausleuchtete und untersuchte. Folgende Notiz vom 7. Februar 1807 zeugt von seiner Vision einen endoskopischen Apparat zu entwickeln (Mann und Bozzini 1973; European Association of Urology 2024a; Berci und Forde 2000):

> *„Gewisse Ursachen bestimmen mich, die Anzeige von der Erfindung einer einfachen und leicht anwendbaren Vorrichtung zu machen, durch die man in alle innere Höhlen des lebenden animalischen Körpers, die nicht undurchsichtige Flüssigkeiten enthalten, durch physiologische oder pathologische Oeffnung genau sehen kann. Die in denselben vorgehenden Functionen erscheinen dem Auge eben so deutlich als auf der Oberfläche, und es lassen sich Operationen in ihnen unter Anwendung des Gesichtssinnes vornehmen. Ich beschäftige mich gegenwärtig mit diesen Beobachtungen und werde sie nebst der Vorrichtung in der Folge bekannt machen."* (Mann und Bozzini 1973)

Im Wesentlichen bestand Bozzinis Lichtleiter aus einem Gehäuse mit einer darin platzierten Kerze (siehe Abb. 2.1). An einer Seite des Apparates befestigte er verschieden große beziehungsweise konfigurierte spiegelblanke Röhren, welche beispielsweise in die Mundhöhle oder das Rektum eingeführt werden konnten. Darüber hinaus konstruierte er eine Röhre mit einem speziellen Spiegel, welche die Stimmbänder einsehbar machen konnte. Auf der gegenüberliegenden Seite des Gehäuses war ein Okular angebracht. Bozzini verbaute einen halbdurchlässigen Spiegel zwischen der Kerze und dem Okular, um zu verhindern, dass das Kerzenlicht direkt in das Auge des Untersuchers schien. Dank dieser Konstruktion wurde nur

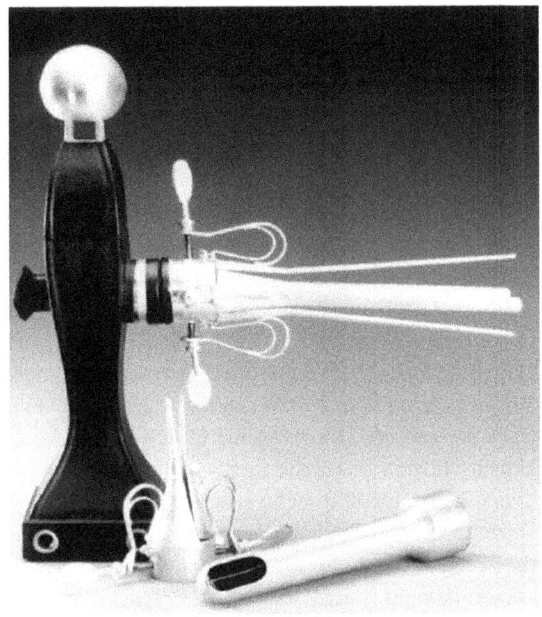

Abb. 2.1 Der Bozzini'sche Lichtleiter © Internationale Nitze-Leiter-Forschungsgesellschaft für Endoskopie. Mit freundlicher Genehmigung

das zu inspizierende Organ beleuchtet. Nachdem von der Kerze sowohl Hitze als auch teilweise Rauch abgingen, installierte Bozzini ein Lüftungsventil (Berci und Forde 2000).

Bozzinis Idee fand bei einigen Kollegen keinen guten Anklang. Seine Vorträge und Publikationen wurden verhöhnt und denunziert. Die medizinische Fakultät Wien bezeichnete den Lichtleiter als „bloßes Spielwerk". Als Bozzini vorschlug die erste prospektive Studie mit seiner Erfindung in einem Militärkrankenhaus durchzuführen, bekam er erstmals positive Resonanz. Besonderes Interesse bekundeten Kollegen aus Gynäkologie sowie Hals-Nasen-Ohren-Heilkunde (Berci und Forde 2000).

Einige Kritiker meldeten sich unter Decknamen zu Wort. Eines dieser Pseudonyme war „Thomas ab Indagine". Er kritisierte sowohl die technische Umsetzung als auch die Simplizität einzelner Bestandteile von Bozzinis Lichtleiter, wie zum Beispiel die Lichtquelle. Auch das Spiegelsystem, die Starrheit des Geräts und die Größe des einsehbaren Bereiches monierte der anonyme Skeptiker. Selbst die Grundidee der Endoskopie lehnte er ab, da Körperhöhlen seiner Meinung nach nicht beobachtet werden könnten, weil sie unrein seien. Er schrieb (Mann und Bozzini 1973):

„Unreinigkeiten, mehr oder weniger flüssige oder zähe, fette, consistente Feuchtigkeiten, Schleim, Eiter, Speichel, Unrath, Blut, Urin, Menstrua, Samen, weißen Fluß… Alle diese feuchten, serösen, oft fressenden Unreinigkeiten treten bey jeder Anwendung der Maschine… zur Mündung der Röhrchen… unfehlbar hinein, beschmutzen und verdunkeln… die zwey armseligen Spiegelchen, … kommen… bald zum Flämmchen und löschen das Licht aus" (Mann und Bozzini 1973)

Einige seiner Kritiker behaupteten, dass Bozzini seinen Apparat nur an Leichen, nicht aber an lebenden Patienten erprobt habe. Daraus schlossen sie, dass die Erkenntnisse Bozzinis für die medizinische Praxis irrelevant seien. Dem entgegen steht ein Bericht aus dem Jahr 1806 in welchem zu lesen ist, dass Bozzini von Professor Ludwig Friedrich von Froriep (1779–1847) aus Halle besucht wurde. Dieser hatte Interesse an der neuartigen Erfindung und bat Bozzini um Anfertigung eines Apparats, um ihn in einem von ihm eingerichteten privaten Entbindungsinstitut in Halle zu erproben. Froriep äußerte sich wenige Wochen später sehr positiv zu Bozzinis Lichtleiter. Darüber hinaus betonte er die Anwendung an lebendigen Patientinnen und explizit nicht an Leichen (Mann und Bozzini 1973).

Im Dezember 1806 meldete sich Carl Friedrich Heinrich Brumhard, ein Freund Bozzinis, zu Wort. Er attackierte die Gegner Bozzinis unter anderem auch „Thomas ab Indagine". Er widerlegte die Behauptungen und Vorwürfe Bozzinis Gegner mit folgendem Bericht (Mann und Bozzini 1973):

„Den 10. Nov. d. J. [1806] Abends nach 5 Uhr wandte D. Bozzini den Lichtleiter an einem Mädchen an; dasselbe war von einer starken Constitution, sehr rigiden Fasern und in einem Alter von 26 bis 30 Jahren. Gegenwärtig waren hierbey [die Frankfurter Ärzte] Hofrath Wenzel, Dr. und Physicus Scherbius, Dr. Lehr, Dr. Behrends jun., Dr. Schilling, Dr. Küster und ich; sodann die Chirurg. Schilling, Schneidewind, Göttel und Weiß. Die Lichtleitung mit vier platten Stäben brachte Dr. Bozzini nach der Richtung der schiefen Beckendurchmesser ein, die Stäbe wurden etwa einen Zoll an den Sphincter dilatirt, zwischen den Blättern wurde eine Sonde eingebracht, um die Rugae und das Orificium uteri nach Willkür zu verschieben, man sah die Clitoris, hinter dieser das Orificium uret[h]rae. Hob man die Clitoris und die rugae mit der Sonde in die Höhe, so ward der Cervix uteri sichtbar, dessen Orificium war nicht eingerissen und seine Ränder lagen geschlossen. Unter dem (!) Cervix sah man den Boden der Scheide, die Höhle war so hell erleuchtet, daß man an den Falten kleine Narben sah, die wahrscheinlich Folgen geheilter Geschwüre waren. Die Lichtleitung wurde hernach herausgenommen und nach den geraden Durchmessern eingebracht. Die Erscheinung war die nämliche, ausgenommen, daß die vorher gedachten Falten sichtbar waren und umgekehrt. Diese Versuche waren mit dem Lichtleiter angestellt, welcher von Wien aus von D. Bozzini verlangt wurde und ist dieser Tage an den Director der k.k. josephinischen Academie abgeschickt worden. Ich habe mehrere Versuche in andern Höhlen des lebenden Körpers mit dem Lichtleiter früher gesehen und den-

selben auch schon in pathologischen Fällen mit dem besten Erfolg angewandt...“ (Mann und Bozzini 1973)

Nachdem die chirurgische Josephs-Akademie Bozzinis Lichtleiter in der „Wiener Zeitung“ in höchsten Tönen lobte, veröffentlichten mehrere Zeitungen, darunter auch die „Wiener Zeitung“, im Februar 1807 Auszüge aus dem, für Bozzinis Erfindung nicht gut ausfallenden, Gutachten der Medizinischen Fakultät Wien über den Lichtleiter. Wenige Wochen später setzte sich Bozzini in der Zeitung „Allgemeiner Anzeiger der Deutschen“ auf mehreren Seiten zur Wehr. Zunächst warf er der Fakultät indirekt vor, ideologiegetrieben die entgegengesetzte Meinung der Josephs-Akademie eingenommen zu haben. Zudem zweifelte er an, dass die Fakultät einen Lichtleiter besessen, geschweige denn diesen erprobt habe. Anschließend antwortete er auf diverse Vorwürfe und Bemängelungen. Er widersprach der Ansicht, man könnte den Apparat nur in Körperhöhlen und Organe mit geradem Eingang einführen. Darüber hinaus erklärte Bozzini für welche Organe seine Erfindung geeignet sei und wie man entgegen den Vorwürfen sehr wohl Organe zum Großteil beziehungsweise gänzlich einsehen konnte. Er relativierte die Aussage, der Lichtleiter ließe sich nur unter großen Schwierigkeiten und Unannehmlichkeiten anwenden. Auch betonte er, dass er sich nicht nur neue Erkenntnisse über pathologische Vorgänge erwarte, sondern insbesondere auch über die Physiologie. Abschließend forderte Bozzini die medizinische Fakultät auf sein Gerät zu erproben, damit zu forschen und Verbesserungsvorschläge zu liefern (Mann und Bozzini 1973).

Der Bozzini'sche Lichtleiter wurde 1945 von Besatzungssoldaten gestohlen, über Großbritannien in die USA gebracht. Dort war er viele Jahre im Besitz des American College of Surgeons in Chicago bis Univ.-Doz. Dr. Manfred Skopec beauftragt wurde eine Rückgabe an Österreich zu erreichen. Nach langwierigen Verhandlungen konnte im Jahr 2002 eine Einigung erzielt werden und Skopec reiste persönlich in die USA, um den Lichtleiter in Empfang zu nehmen. Die Amerikaner erhielten im Gegenzug eine detailgetreue Kopie, welche von Mercedes-Benz angefertigt worden war. Seitdem steht der Lichtleiter von Bozzini im Josephinum in Wien.

2.2 L'endoscope von Désormeaux

Antonin Jean Désormeaux wurde am 25. Dezember 1815 in Saint-Germain des Prés in Paris geboren. 1844 wurde ihm der Doktortitel, nach seiner Dissertation über die Entstehung von Narbengewebe, verliehen. 1853 stellte er der „Académie de Médecine“ seine Arbeit zur Endoskopie vor. 1862 wurde er zum Leiter der Abteilung am Hospital Necker in Paris ernannt, wo er seine endoskopischen Forschungen intensivierte und Ärzte aus ganz Europa in dieser Technik unterrichtete. Antonin Jean Désormeaux verstarb im Oktober 1894 im Alter von 79 Jahren (European Association of Urology 2024b).

Über 40 Jahre nach Bozzinis Ableben machte Désormeaux seine Weiterentwicklung des Lichtleiters publik. Sein Ziel war es, mit seinem innovativen Gerät den Urogenitaltrakt zu untersuchen. Sein Apparat bestand grundsätzlich aus einem offenen Rohr. Er nutzte ein Gemisch aus Alkohol und Terpentin, um eine hellere Lichtquelle zu erzeugen. Eine Spiegelkonstruktion leitete das Licht in das Rohr. Désormeaux verwendete erstmals Kondensor-Linsen, um die Lichtintensität weiter zu verstärken. Er nannte seine Kreation „l'endoscope“ und gilt als Vater der Endoskopie (Internationale Nitze-Leiter Forschungsgesellschaft für Endoskopie 2024b; Berci und Forde 2000).

In seiner Publikation „The Endoscope and Its Applications to the Diagnosis and Treatment of Urinary Affections“ erläuterte Désormeaux zum einen den technischen Aufbau seines Gerätes, zum anderen ging er auf die Bedeutung der Endoskopie in Bezug auf den Umgang mit urogenitalen Erkrankungen ein und untermauerte seine Überlegungen mit Fallbeispielen (Desormeaux 1867).

Zunächst widerlegte er den Irrglauben, die Urologie sei aufgrund vieler Innovationen in der Vergangenheit im Vergleich zu den anderen Fachdisziplinen besser entwickelt. Dies argumentierte er mit der Oberflächlichkeit der urologischen Diagnosen, mit denen sich die Ärzte zumeist zufriedengaben. So führte er Harnröhrenausfluss als Beispiel an. Der Ursache dieser Erkrankung wurde seiner Meinung nach kaum Beachtung geschenkt und zumeist wurde die Erkrankung sich selbst überlassen, um entweder spontan abzuheilen oder zu einer schweren chronischen Erkrankung des Urogenitaltraktes zu werden. Im Gegensatz dazu wären laut Désormeaux Symptomkomplexe, die von außen mit freiem Auge sichtbar waren, beispielsweise eine Bindehautentzündung, deutlich ernster genommen und genauer hinterfragt worden. Allerdings wurden auch im Bereich der Augenheilkunde tiefsitzendere Erkrankungen weniger genau differenziert. Désormeaux führte aus, dass die Amaurose sowie das Glaukom vor der Einführung des Ophthalmoskops rein durch unterschiedliche Farbeindrücke von außen diagnostiziert wurden und die Pathophysiologie hinter den Erkrankungen weitestgehend unbekannt war. Zeitgleich zur Einführung des Ophthalmoskops in Deutschland suchte Désormeaux nach einem Apparat, welcher es ihm ermöglichen sollte, den Urogenitaltrakt einzusehen. 1852 begann Désormeaux mit der Entwicklung seines Gerätes. Im November 1853 stellte er seinen Apparat vor. Nach zwei Jahren der Erprobung und

Dokumentation der Ergebnisse wurde ihm der „Argenteuil-Preis" verliehen (Desormeaux 1867).

Das Endoskop von Désormeaux war grundsätzlich ein Katheter, der größenmäßig an die zu untersuchende Körperhöhle angepasst war und Licht ins Körperinnere leitete. Am Ende des Gerätes war ein Spiegel angebracht, um die Lichtstrahlen parallel zur Achse des Endoskops zu bündeln. Zwischen Lichtquelle und Spiegel war eine plankonvexe Linse sowie ein weiterer Spiegel eingebaut. Als Lichtquelle wurde ein Gemisch aus Alkohol und Terpentin benutzt. So konnte eine kleine, aber intensive Flamme erzeugt werden. Désormeaux empfahl seine Erfindung zur Inspektion der Urethra sowie der Harnblase. Zusätzlich konnte das Gerät zur Untersuchung der Cervix uteri und des Rektums verwendet werden. Das Cavum uteri konnte nur nach vorangegangener Dilatation der Cervix eingesehen werden (Desormeaux 1867).

Auf die Gerätebeschreibung folgt in Désormeaux´ Werk eine Beschreibung der Durchführung einer Urethro-Zystoskopie. Zunächst betonte er die Bedeutung von geeigneten Lichtverhältnissen. Voraussetzung für eine endoskopische Untersuchung war ein gut abgedunkelter Raum. Die Untersuchung sollte optimalerweise in Steinschnittlagerung durchgeführt werden. Vor Beginn der Endoskopie sollte die Harnröhre mit kardierter Baumwolle gereinigt werden, um Flüssigkeiten, welche die Sicht beeinträchtigen könnten, zu entfernen. Das zuvor eingefettete Gerät sollte anschließend vorsichtig in die Urethra eingeführt werden, bis ein Widerstand spürbar wurde. Widerstände sollten laut Désormeaux nicht mit Gewalt überwunden werden, da es sich dabei gegebenenfalls um eine krankhafte Struktur handeln könnte. Wurden krankhafte Veränderungen gefunden, sollten diese erneut gereinigt und inspiziert werden. Baumwollrückstände, welche in der Urethra zurückgeblieben waren, würden nach Beendigung des Eingriffs bei der ersten Miktion ausgeschwemmt. Sollten dennoch Fremdkörper in der Harnröhre zurückbleiben, konnten diese manuell entfernt werden (Desormeaux 1867).

2.3 Erste Gastroskopie durch Kussmaul

Adolf Kussmaul wurde am 22. Februar 1822 in Graben bei Karlsruhe geboren. Er studierte in Heidelberg Medizin und schloss mit dem Staatsexamen ab. Seiner Untersuchung „Die Farbenerscheinungen im Grunde des menschlichen Auges" wurde 1844 die goldene Karl-Friedrich-Medaille verliehen. Darin erörterte er die physiologischen Bedingungen, welche notwendig sind, um den Augenhintergrund sichtbar zu machen. Eines seiner Ziele war, es ein Ophthalmoskop zu konstruieren, was ihm jedoch aufgrund von mangelndem physikalischen Wissen nicht gelang.

Zwischen 1847 und 1848 hielt er sich in Wien und Prag auf, um von verschiedenen Koryphäen zu lernen. Unter seinen Mentoren befanden sich Carl von Rokitansky (1804–1878), Josef Skoda (1805–1881), Ignaz Semmelweis (1818–1865) und Johann Oppolzer (1808–1871). Anschließend war er als Militärarzt bei den Feldzügen in Baden und Schleswig-Holstein tätig. Zwischen 1850 und 1853 arbeitete er als Landarzt. Schließlich zwang ihn eine Krankheit, diesen Beruf aufzugeben. Daraufhin beschloss er zu promovieren und wählte als Fach die pathologische Anatomie. 1855 promovierte er in Würzburg und habilitierte kurze Zeit später in Heidelberg. 1859 begann Kussmaul seine Tätigkeit als Internist in Erlangen, ehe er 1863 nach Freiburg im Breisgau zog. 1866 beschrieb er gemeinsam mit dem Pathologen Rudolf Maier das Krankheitsbild der Periarteriitis nodosa, welches bis heute denselben Namen trägt. 1867 etablierte er die Magenspülung, womit er eine sofortige Verbesserung des Allgemeinzustandes der Patienten sowie Regeneration von Schleimhautschädigungen erreichen konnte. Kussmaul führte 1868 die erste Gastroskopie durch. Dabei führte er einem Schwertschlucker, welcher sich freiwillig gemeldet hatte, ein Metallrohr durch die Speiseröhre in den Magen ein. Es ist unklar, ob Kussmaul Kenntnis von Bozzinis Lichtleiter hatte. Laut Kussmaul selbst basierten seine Experimente mit dem Schwertschlucker in Freiburg auf den Erfahrungen von Désormeaux. Er ließ den Apparat des Franzosen für weitere Forschung in Freiburg anschaffen. Kussmaul gelang es als erstem Arzt, ein Karzinom der Speiseröhre mittels Ösophagoskopie zu diagnostizieren. 1874 beschrieb er nach seinen Beobachtungen des Terminalstadiums von Diabetes die Kussmaul-Atmung. 1876 zog es ihn nach Straßburg. 1888 legte er sein Lehramt nieder und ging nach Heidelberg, wo er als Emeritus lebte. Adolf Kussmaul verstarb am 20. Mai 1902 in Heidelberg (Wyklicky 1982; Spurr 2018; Kluge und Seidler 1986).

Bei seinen Versuchen eine Gastroskopie durchzuführen, stellte sich die unzureichende Beleuchtung als Problem dar. Auch die sekretorischen Eigenschaften des Magens waren ein Hindernis für die Untersuchung dessen. Diese Schwierigkeiten veranlassten Kussmaul zur Aufgabe der Untersuchungsmethode (Spurr 2018).

Kussmaul zeichnete eine bemerkenswerte Vielseitigkeit aus. Er publizierte zahllose Arbeiten in den unterschiedlichsten medizinischen Fachbereichen. Unter anderem veröffentlichte er Arbeiten über Epilepsie, anatomische Anomalien des Uterus, Sprachstörungen, Tetanie, die Pockenimpfung, die Pleurapunktion und das Seelenleben von Neugeborenen. Darüber hinaus versuchte er sich in der Lyrik (Wyklicky 1982).

Hervorzuheben ist, dass Kussmaul auf den zwischenmenschlichen Aspekt seines Berufes genauso viel Wert legte wie auf die Forschung. Kussmaul soll außerdem maßgeblich zur Entwicklung des Begriffs „Biedermeier" beigetragen haben (Wyklicky 1982).

1901 veröffentlichte der Laryngologe Gustav Killian (1860–1921) die erste Geschichte der Speiseröhren- und Magenspiegelung. Killian erlangte Zugriff auf Kussmauls Instrumentensammlung und hatte Gelegenheit die Geräte zu erproben. Nachdem Killian kaum Aufzeichnungen zu den Untersuchungen Kussmauls auftreiben konnte, beschloss er ihn und einige seiner früheren Kollegen per Brief zu kontaktieren. Killian versuchte durch den intensiven Schriftverkehr zwischen 1899 und 1901 mehr über Kussmauls Versuche von 1867 und 1868 in Freiburg sowie die Fortsetzung dieser 1880 und 1881 in Straßburg in Erfahrung zu bringen (Kluge und Seidler 1986).

Aus den Briefen geht hervor, dass Kussmaul um 1880 die Forschung zur Gastroskopie fortsetzte. Dies tat er in Zusammenarbeit mit Arnold Cahn (1858–1927) und Eugen Poensgen (1855–1925). Zudem machte er Bekanntschaft mit Instrumentenhersteller Josef Leiter (1830–1892), welcher ihm seine neuesten Geräte demonstrierte. Darunter befand sich ein abgewinkeltes Gastroskop. Kussmaul betonte gegenüber Leiter, dass er, aufgrund seiner bisherigen Erfahrungen, gerade Geräte für geeigneter hielt. Leiter kehrte mit diesen Informationen nach Wien zurück, wo er gemeinsam mit Johann von Mikulicz-Radecki (1850–1905) ein gerades Gastroskop entwickelte (Kluge und Seidler 1986).

Der erste Brief Killians ging an Julius Benjamin Müller (1839–1921), welcher 1867 und 1868 als Assistent von Kussmaul, im Rahmen der Versuche in Freiburg, fungierte. Müller beschrieb in seinem Antwortbrief die ersten Versuche mit dem Schwertschlucker. Dazu wurde wohl das Gerät von Désormeaux, welches Kussmaul zuvor anschaffen ließ, verwendet. Laut Müller war dieses allerdings so kurz, dass nur das kraniale Drittel des Ösophagus einsehbar gemacht werden konnte. Daher ließ man ein längeres Rohr anfertigen, mit dessen Hilfe versucht werden sollte auch den Magen zu untersuchen (Kluge und Seidler 1986).

Diese Erzählungen wurden in einem Brief von Kussmaul aus dem November 1899 bestätigt. Außerdem berichtete er von einem Ösophagus-Karzinom, welches er mithilfe von Désormeaux' Apparat bei einem Patienten entdeckt hatte. Kussmaul beschrieb Schwierigkeiten mit der Beleuchtung, welche sowohl 1868 in Freiburg als auch gut 10 Jahre später in Straßburg, unbefriedigende Ergebnisse bei den versuchten Magenspiegelungen zur Folge hatten (Kluge und Seidler 1986).

Killian interessierte sich unter anderem sehr für den Besuch Leiters in Straßburg, da er einen Zusammenhang zu der späteren Innovation von Mikulicz-Radecki gemeinsam mit Leiter vermutete. Kussmaul kontaktierte neben ehemaligen Mitarbeitern, darunter Cahn und Poensgen, auch die Firma des mittlerweile verstorbenen Josef Leiter, um Killian genaue Informationen über den Zeitpunkt des

Treffens mit Leiter übermitteln zu können. Im April 1900 teilte Kussmaul Killian mit, dass Leiter am 8. Mai 1880 zu ihm nach Straßburg gekommen war. Kussmaul bestellte auch einige Geräte bei Leiter, welche zwischen 1890 und 1892 zugestellt wurden (Kluge und Seidler 1986).

Nach intensivem zweijährigen Briefverkehr veröffentlichte Killian eine historische Abhandlung über die Ösophagogastroskopie, in welcher er sowohl Kussmaul als auch seine Mitarbeiter äußerst positiv darstellte. Weniger positiv dürfte Killian Johann von Mikulicz-Radecki erwähnt haben, obwohl ihn Kussmaul explizit gebeten hatte, nicht negativ über Mikulicz zu schreiben. Mikulicz wandte sich direkt nach der Veröffentlichung an Kussmaul und forderte eine Erklärung. Kussmaul versicherte ihm, dass er Killian keineswegs zu einer negativen Darstellung seiner Person animiert habe, sondern ihn gebeten habe dies zu unterlassen. Dennoch bedankte sich Kussmaul recht herzlich in einem abschließenden Brief vom 1. April 1901 bei Killian für seine Wertschätzung, welche er in seiner Publikation zum Ausdruck gebracht hatte (Kluge und Seidler 1986).

Cahns Brief an Kussmaul enthielt neben den Daten von Leiters Besuch einige interessante Einblicke in Komplikationen der gastroskopischen Versuche Kussmauls sowie der Weiterentwicklung der Anästhesie. Cahn beschrieb einen Patienten, welcher nach der Untersuchung mit einem geraden Ösophagoskop starke krampfartige Bauchschmerzen und Fieber mit eitrigem Husten entwickelte. Ein anderer Patient, mit vorbekanntem Ösophagus-Karzinom, klagte nach einer Ösophagoskopie über starke Schmerzen, Fieber und eine Zunahme des Engegefühls im Rachenbereich. Cahn machte für diese Komplikationen vor allem die mangelhafte Narkose verantwortlich, welche sich zum Zeitpunkt des Briefverkehrs bereits deutlich weiterentwickelt hatte. Laut Cahn war eine der wesentlichsten Errungenschaften die Etablierung von Kokain als Narkosemedikament. Dies verbesserte seiner Meinung nach das Wohlbefinden der Patienten beim Einführen von starren Geräten signifikant. Als noch entscheidender beschrieb Cahn allerdings die relaxierende Wirkung des Kokains auf die Musculi constrictores pharyngis superior, medius und inferior, welche beim Überwinden der Cartilago cricoidea großen Widerstand leisteten, sodass eine erhebliche Kraftanwendung notwendig wurde. Darüber hinaus trug die Wirkung des Kokains laut Cahn wesentlich zur Reduktion des Verletzungs- und Komplikationsrisikos für die Patienten bei. Cahn bewertete die Misserfolge der Experimente Kussmauls wie folgt (Kluge und Seidler 1986):

> *„Ich glaube unsere Versuche hatten so wenig Nutzen, weil wir sie ohne dies Mittel ausführen mußten.“* (Kluge und Seidler 1986)

Der technologischen Weiterentwicklung der Geräte räumte Cahn weniger Bedeutung ein. Am meisten hob er die Erfindung der Glühbirne durch Thomas Alva Edison (1847–1931) hervor. Zudem bewertete er den Einsatz von Akkumulatoren statt konstanten Batterien, wie beispielsweise der Leiter'schen Batterie, als vorteilhaft (Kluge und Seidler 1986).

3 Die Ära der starren Endoskope

Der deutsche Urologe Maximilian Nitze (1849–1906) entwickelte das erste Zystoskop, welches er erstmals 1877 vorstellte. Zunächst verbaute er einen Platindraht, welcher mittels Strom zum Glühen gebracht werden konnte, als Lichtquelle in seinem Gerät. Nach der Erfindung der Glühbirne schaffte er es in Zusammenarbeit mit Instrumentenherstellern eine Glühbirne zu entwickeln, welche klein genug war, um sie am distalen Ende eines Endoskops einzubauen. Mit dieser revolutionären Verbesserung der Lichtquelle gelang ein Meilenstein auf dem Weg zu modernen Gastroskopen (Berci und Forde 2000).

Der Chirurg Johann von Mikulicz-Radecki ist der Begründer der deutschen und polnischen Chirurgenschule. Einige medizinische Instrumente sowie Operationstechniken wurden von ihm erfunden. Zudem war er als Professor in Königsberg, Krakau und Breslau tätig. Gemeinsam mit dem Instrumentenbauer Josef Leiter entwickelte er ein geknicktes Gastroskop auf Basis des optischen Systems von Nitzes Zystoskop (Berci und Forde 2000; Stefanek 2020).

3.1 Das Nitze-Leiter-Zystoskop

Maximilian Nitze wurde am 18. September 1849 in Berlin als Sohn des Regierungsassesors Gustav Nitze und seiner Frau Berta Nitze geboren. Nitze galt als schwieriges und zurückhaltendes Kind. Er studierte Medizin an den Universitäten von Heidelberg, Würzburg und Leipzig. 1874 schloss Nitze sein Studium ab und trat den Militärdienst an. Ein Jahr später erhielt er eine Assistenzarztstelle im Krankenhaus Dresden/Friedrichsstadt. In der Folge wuchs sein Interesse an der Endoskopie. Als Nitze in der chirurgischen Abteilung arbeitete, befasste er sich

P. Badinger, *Geschichte der Gastroskopie*, essentials,
https://doi.org/10.1007/978-3-662-72831-4_3

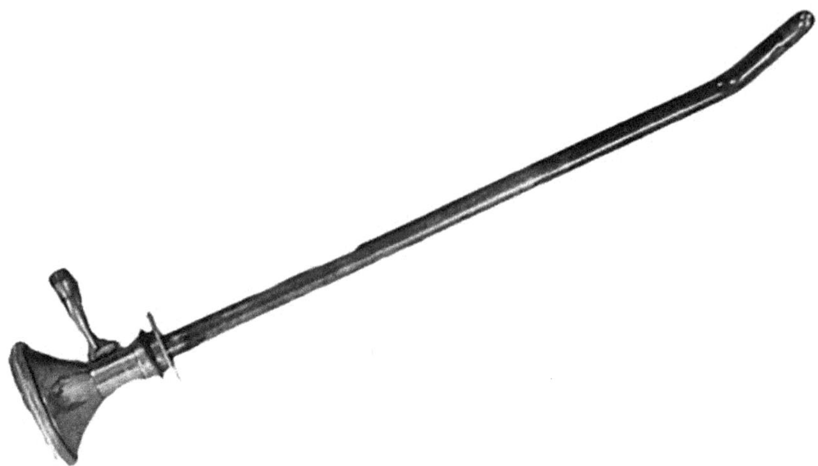

Abb. 3.1 Das Nitze-Leiter Zystoskop © Internationale Nitze-Leiter-Forschungsgesellschaft für Endoskopie. Mit freundlicher Genehmigung

zunehmend mit Verbesserungsmöglichkeiten für zystoskopische Untersuchungen. In Kooperation mit Mechanikern und Optikern entwickelte Nitze erste Prototypen eines Zystoskops. 1877 demonstrierte Nitze sein ausgereiftes Urethroskop und Zystoskop, beim „Nationalen Medizinkollegium", im pathologischen Institut Dresden, an Leichen. Nitzes Geräte konnten zu diesem Zeitpunkt allerdings aufgrund von technischen Schwierigkeiten nicht für die Untersuchung lebender Patienten verwendet werden (European Association of Urology 2024c).

Auf Rat eines Mechanikers hin suchte er Josef Leiter auf und reiste im Dezember 1878 nach Wien, um zu besprechen welche Adaptionen für ein klinisch einsetzbares Zystoskop notwendig waren. Am 9. Mai 1879 präsentierten sie ihr erstes klinisch einsetzbares Zystoskop auf einer Sitzung der Königlichen Kaiserlichen Gesellschaft der Ärzte in Wien (siehe Abb. 3.1). Nitze plante zusätzlich endoskopische Geräte für Kehlkopf, Rachen, Nase, Magen und Vagina zu entwickeln. 1879 patentierte er sein Zystoskop, Urethroskop, Gastroskop und Ösophagoskop in Europa und den Vereinigten Staaten von Amerika. Kurz darauf verschlechterte sich das Verhältnis von Nitze und Leiter. Langanhaltende Meinungsverschiedenheiten und Streitereien führten schlussendlich zum Bruch (European Association of Urology 2024c).

Nachdem Nitze ursprünglich einen längeren Aufenthalt in Wien vorgesehen hatte, suchte er im Innenministerium um eine Sondergenehmigung an, um in

Österreich praktizieren zu dürfen. Obwohl er diese erhielt, kehrte er im Dezember 1879 nach Dresden zurück, wo er sich wieder seinen alten Kollegen anschloss, um das Zystoskop weiterzuentwickeln (European Association of Urology 2024c).

Im April 1880 zog Nitze nach Berlin und er gründete eine Praxis für Harn- und Nierenerkrankungen. Darüber hinaus teilte er sein Wissen über die Zystoskopie mit einer Vielzahl von inländischen und ausländischen Ärzten im Rahmen von Seminaren. In den Folgejahren schottete sich Nitze immer mehr von seinen Kollegen ab. Grund dafür war die oft bösartige Kritik seiner Gegner und fehlende Wertschätzung seiner wissenschaftlichen Errungenschaften. Nitze wurde als verbittert und egozentrisch charakterisiert. Er lebte ausschließlich für seine Erfindungen und hatte gegen Ende seines Lebens mit fast allen früheren Weggefährten gebrochen. Er zog gegen Josef Leiter, der sein erstes Zystoskop gebaut hatte, vor Gericht und ging auch gegen einige andere frühere Kollegen gerichtlich vor. Nitze verklagte unter anderem auch den deutschen Urologen Leopold Casper (1859–1959), als dieser sein katheterisierendes Zystoskop vorstellte. Am 21. Februar 1906 erlitt Maximilian Nitze zwei Schlaganfälle in seinem Büro. Er verstarb in Anwesenheit seines Dieners und seines Schülers (European Association of Urology 2024c).

Nitzes erstes Zystoskop erschien 1877. Es bestand grundsätzlich aus einem Metallrohr, das in etwa den Durchmesser des Harnröhren-Lumens hatte. In diesem befand sich die isolierte Leitung für den Strom, welcher genutzt wurde, um den Platindraht zum Glühen zu bringen. Auch wenn der glühende Platindraht eine deutliche Verbesserung der Lichtquelle darstellte, erwies sich die entstehende Hitze als neues Problem. Die Lösung war die Installation von zwei miteinander verbundenen kleinen Leitungen, welche ebenfalls im Metallrohr verbaut wurden. Diese leiteten kühles Wasser durch das Gerät und um den Platindraht herum und sorgten somit für eine ausreichende Kühlung. Die angesprochenen Strom- und Wasserleitungen wurden äußerst platzsparend eingebaut, um das Gesichtsfeld nicht zu beeinflussen (Berci und Forde 2000; Mikulicz 1881).

Das optische System bestand aus mehreren kleinen Linsen, welche in gewissen Abständen montiert waren, was zu einem vergrößerten Bild führte. Nach der Erfindung der Glühbirne konnte Nitze sein Gerät modifizieren, indem er den Platindraht durch eine kleine Glühbirne ersetzte (Berci und Forde 2000; Mikulicz 1881).

Diese Innovationen brachten einige Vorteile mit sich. Zum einen konnte die Untersuchung unabhängig von der Lichtquelle durchgeführt werden, womit die Schwierigkeiten beim Einsatz von reflektiertem Licht wegfielen. Außerdem war die elektrische Lichtquelle bei jeder Eindringtiefe gleich hell und konnte nach Belieben verstärkt werden, wogegen das Kerzenlicht bei zunehmender Eindringtiefe und steigender Anzahl an Spiegeln schwächer wurde. Durch den Einsatz von Lupen war es möglich, das Bild des zu untersuchenden Bereiches Zu vergrößern.

Zudem konnte ein größeres Gesichtsfeld eingesehen werden als bei vorherigen Geräten. Darüber hinaus war es nun möglich an bestimmten Stellen Knickungen einzubauen und durch verschieden große Prismen trotzdem genaue Bilder zu erzeugen (Mikulicz 1881).

3.2 Das starre Gastroskop von Mikulicz-Radecki und Leiter

Johann von Mikulicz-Radecki wurde am 16. Mai 1850 in Czernowitz geboren. Sein Vater entstammte dem polnischen Adel, während seine Mutter in eine preußischen Adelsfamilie geboren wurde. Als Kind wurde Mikulicz als klein, zart und zurückhaltend beschrieben. Nachdem seine Heimatstadt damals zum österreichischen Kaiserreich gehörte, wuchs Mikulicz multikulturell auf. So lernte er in jungen Jahren mehrere Sprachen, unter anderem Polnisch, Deutsch, Russisch und Jiddisch. Im Alter von acht Jahren wurde Mikulicz, gemeinsam mit seiner Mutter und seinen vier Geschwistern, von seinem Vater nach Prag geschickt, um eine gute Schulausbildung sicherzustellen. Nach drei Jahren kehrten sie allerdings zurück und brachen, nach einem Jahr in Czernowitz, nach Wien auf (Stefanek 2020).

Mikulicz besuchte Schulen in Wien und Klagenfurt. Als er seinem Vater mitteilte, dass er vorhabe Medizin zu studieren, verweigerte ihm dieser jegliche finanzielle Unterstützung, da sein Vater für ihn ein Jurastudium vorgesehen hatte. Im Jahr 1869 startete Mikulicz das Studium der Humanmedizin in Wien. Zunächst finanzierte er sein Studium mit Nachhilfestunden und Klavierunterricht, ehe er, durch die Hilfe eines seiner Professoren, ein Stipendium erhielt. Mikulicz schloss sein Medizinstudium 1875 ab und begann seine berufliche Laufbahn an der „Wiener Chirugischen Klinik“, wo er ein Schüler von Theodor Billroth (1829–1894) wurde. Nach seiner Eheschließung wurde er entlassen, da laut damaligen Regularien keine verheirateten Assistenzärzte vorgesehen waren. Daraufhin übernahm er die Leitung der chirurgischen Poliklinik, wobei ihm wissenschaftliche Forschung untersagt blieb. Um 1880 wurde er vom Instrumentenmacher Josef Leiter aufgesucht, welcher ihm half, ein starres Gastroskop zu entwickeln. 1881 konnte er mit seinem Gerät erstmals endoskopisch ein distales Ösophagus-Karzinom nachweisen (Stefanek 2020).

1882 wurde er mithilfe von Billroths Unterstützung Professor für Chirurgie in Krakau. Dort wurde er zunächst von seinen Kollegen nur widerwillig willkommen geheißen, da sie ihn für ungeeignet hielten und der Meinung waren, er wäre nur aufgrund der Unterstützung aus Wien als Professor aufgenommen worden. Dort verschrieb er sich insbesondere der Viszeralchirurgie. Er arbeitete an Verbesserungen für Operationstechniken zur Magenresektion und beschrieb das Mikulicz-Syndrom (Stefanek 2020).

Im Jahr 1890 wurde Mikulicz die Stelle als Direktor der neu erbauten chirurgischen Klinik in Breslau angeboten. Um diese anzutreten, musste er sich schriftlich verpflichten, das preußische Territorium mindestens fünf Jahre nicht zu verlassen. Mikulicz durfte sich bei der Ausgestaltung der Klinik mit einbringen (Stefanek 2020).

1897 konnte die Klinik in Breslau einen der modernsten aseptischen OP-Trakte der Welt vorweisen. Später wurde die Klinik um eine orthopädische Abteilung sowie Physiotherapie erweitert. Mikulicz eröffnete zudem 1899 eine Privatklinik, welche damals medizinisch auf dem neuesten Stand war (Stefanek 2020).

Besonders große Bewunderung erhielt Mikulicz von den polnischen, russischen und galizischen Juden. Auch international war Johann von Mikulicz-Radecki in medizinischen Kreisen höchst angesehen. 1903 wurde er nach Amerika eingeladen und führte dort in verschiedenen Kliniken Schauoperationen durch, hielt Vorträge und empfing in Philadelphia die Ehrendoktorwürde. Auch die Breslauer Chirurgenschule stieg, unter der Leitung von Mikulicz, im internationalen Ansehen immens an. Zahlreiche Ärzte aus der ganzen Welt kamen nach Breslau, um sich dort weiterzubilden. Johann von Mikulicz-Radecki verstarb am 14. Juni 1905 an Krebs. Tausende Menschen begaben sich anlässlich seiner Beerdigung auf die Straße. Mikulicz konnte große Verdienste für die Medizin vorweisen. Viele seiner Schüler wurden in der Folge zu Pionieren in ihren Gebieten (Stefanek 2020).

Nachdem Josef Leiter in der geschichtlichen Entwicklung der Gastroskopie eine bedeutsame Rolle einnimmt, wird er im Folgenden kurz vorgestellt.

Josef Leiter wurde am 2. März 1830 in Wien als Sohn eines Militär--Schuhmachers geboren. Er führte eine Fabrik mit 50 Mitarbeitern. Während seiner Zeit als Wandergeselle besuchte er fortschrittliche Instrumentenfabriken in Frankreich. Bedingt durch sein großes Interesse an der Elektrizität, beschäftigte er sich unter anderem mit der Entwicklung von Batterien. Eine seiner bekannteren Erfindungen ermöglichte es Chirurgen mehrere Nähte gleichzeitig anzulegen. Leiters Instrumentenkatalog umfasste mehr als 1000 Seiten und fand als Lehrbuch chirurgischer Instrumentenlehre Anerkennung. Er konstruierte in Kooperation mit Maximilian Nitze ein Zystoskop, dessen Lichtquelle auf Elektrizität basierte. Gemeinsam mit Johann von Mikulicz-Radecki entwickelte er ein Gastroskop inklusive Beleuchtung und Spülung. Josef Leiter verstarb am 21. März 1892 (Kluge und Seidler 1986).

Als Leiter im Jahr 1880 Johann von Mikulicz-Radecki aufsuchte, hatte er bereits mit Nitze verschiedene Endoskope entwickelt, darunter auch ein Ösophagoskop und Gastroskop. Beim Versuch diese Geräte am lebenden Patienten anzuwenden, stellte sich jedoch heraus, dass sie unbrauchbar waren. Aus diesem Grund bat Leiter Mikulicz mit ihm zu kooperieren, um ein klinisch brauchbares Ösophagoskop sowie Gastroskop zu entwickeln. Ausgehend von Leiters Zystoskop und Urethroskop, entstanden aus der Zusammenarbeit mit Maximilian Nitze, arbeiteten Mikulicz und Leiter an der Entwicklung von Geräten zum Einsehen des unteren Ösophagus und des Magens. Dabei galt das Zystoskop als Vorbild für das Gastroskop und das Urethroskop für das Ösophagoskop. Mikulicz fokussierte sich zunächst auf die Entwicklung des Gastroskops. Für ihn musste das Gerät drei Bedingungen erfüllen. Zum einen musste es eine Form haben, welche tief in den Magen eingeführt werden konnte. Zum anderen mussten mit dem Gerät innerhalb des Magens verschiedene Exkursionen möglich sein, um unterschiedliche Abschnitte des Magens sichtbar machen zu können. Darüber hinaus war es ihm wichtig, dass es möglich war die Wasser- und Stromleitungen sowie ein gutes optisches System im Gerät verbauen zu können. Zunächst wurde die Überlegung angestellt, ein flexibles Gastroskop zu entwickeln, da es am besten geeignet war, um es tief in den Magen einzuführen. Leiter entwarf ein solches Gerät, jedoch war der Mechanismus dahinter zu kompliziert und die Idee wurde verworfen. Anschließend stellten Mikulicz und Leiter fest, dass ihr Gastroskop starr sein sollte. Die beiden stellten daraufhin Versuche mit Schwertschluckern an und kamen dabei zu dem Schluss, dass es kein besonderes Talent oder anatomische Besonderheiten benötigte, um sich ein gerades Rohr in die Speiseröhre einzuführen, sondern lediglich viel Übung notwendig war. Durch diese Erkenntnisse, entstanden die Ideen für ihr Ösophagoskop (Mikulicz 1881).

Das Ösophagoskop von Mikulicz und Leiter bestand grundsätzlich aus einem geraden Rohr. Es hatte einen Durchmesser von circa 12 mm und wurde vor der Anwendung mit einem Mandrin armiert. Sobald das Gerät richtig positioniert war, wurde der Mandrin entfernt und der Beleuchtungsapparat angebracht. Dieser beinhaltete nicht nur die Wasser- und Stromleitungen, sondern auch eine Platinschlinge, welche durch ein Fenster gedeckt war. Darüber hinaus war es möglich, einen Lupenapparat anzubringen. Leiter entwarf ein kurzes und ein langes Ösophagoskop für unterschiedliche Abschnitte der Speiseröhre. In der Erprobung entsprach das Instrument den Anforderungen. Sowohl die gesamte Speiseröhre als auch ein kleiner Teil des Magens konnte damit inspiziert werden (Mikulicz 1881).

Mikulicz und Leiter setzten ihre Forschung fort, indem sie nun die Entwicklung eines Gastroskops in den Fokus nahmen. Anfänglich stellten sie erneut Versuche mit komplett geraden Rohren an. Aufgrund der anatomischen Verhältnisse der Speiseröhre und des Magens brachten diese Experimente allerdings keinen Erfolg. Mikulicz stellte die Überlegung an, ein gleichmäßig gebogenes Rohr für das Gastroskop zu verwenden, wobei diese Idee schnell aufgrund von technischer

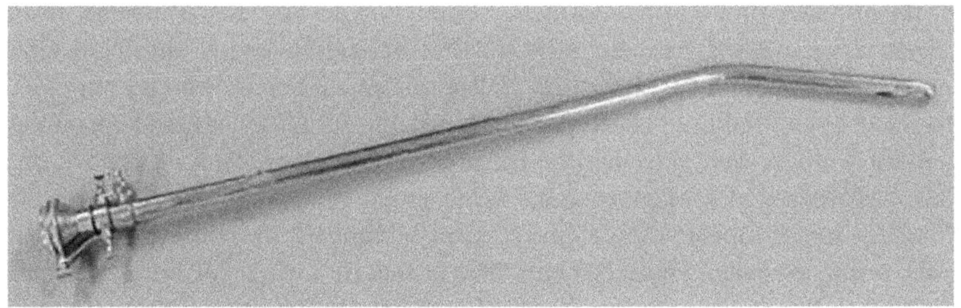

Abb. 3.2 Das Gastroskop von Mikulicz und Leiter © Internationale Nitze-Leiter-- Forschungsgesellschaft für Endoskopie. Mit freundlicher Genehmigung

Komplexität bei der Umsetzung, verworfen wurde. Stattdessen setzte sich ein Rohr mit einer einzigen Knickung durch (Mikulicz 1881).

Das Gastroskop von Mikulicz und Leiter bestand aus einem circa 65 Centimeter langen Rohr, welches einen Durchmesser von 14 mm aufwies (siehe Abb. 3.2). Zwischen dem distalen und mittleren Drittel war das Rohr um 150 Grad geknickt. Wie auch im Ösophagoskop diente eine Platinschlinge, bedeckt durch ein Fenster, welche durch Strom zum Glühen gebracht werden konnte, als Lichtquelle. Diese wurde durch die eingebauten Stromleitungen versorgt. Um ein Überhitzen des Gerätes zu verhindern, waren auch in diesem Apparat zwei miteinander verbundene Wasserkanälchen eingebaut, deren Aufgabe es war, die glühende Platinschlinge zu kühlen. Zusätzlich war im Gastroskop ein kleiner Luftkanal eingebaut, der es ermöglichte, Luft in den Magen einzubringen. Zwei Prismen dienten als Spiegel, um das Bild auf das Auge des Untersuchers zu projizieren. Darüber hinaus war eine Schutzplatte verbaut, welche verhinderte, dass das Fenster oder die Prismen bereits beim Einführen des Gerätes verschmutzt wurden. Die Schutzplatte konnte vor der Untersuchung vorgeschoben werden, um die angesprochenen Teile zu schützen. Nach der erfolgreichen Einbringung des Gastroskops konnte sie mit einem Griff zurückgezogen werden. Nachdem sich das Fenster, durch welches das Bild in das Gerät eintrat, an der Seite des Rohres befand, konnte durch Rotation des Gastroskops die halbe Zirkumferenz des Magens eingesehen werden. Um den Magen von der Cardia über den Corpus bis hin zum Antrum und Pylorus 360 Grad sichtbar zu machen, entschieden sich Mikulicz und Leiter ein genau gegengleich aufgebautes Gerät zu bauen. In der Erprobung des neuen Gastroskops, welche zuerst an Leichen erfolgte, konnte Mikulicz feststellen, dass alle drei seiner vordefinierten Bedingungen und Ziele, bezüglich der Eigenschaften eines Gastroskops, erfüllt waren (Mikulicz 1881).

Ihr nächstes Ziel war es, das neue Gastroskop an lebenden Patienten einzusetzen. Zu diesem Zweck stellte Mikulicz zwei Bedingungen auf. Zum einen musste der Magen des Patienten möglichst sauber ausgewaschen und mit einem durchsichtigen Medium gefüllt sein. Zum anderen sollte der Magen so weit aufgedehnt werden, dass verschiedene Exkursionen mit dem Gerät möglich waren. Das Auswaschen des Magens stellte keine große Herausforderung dar. Bei der Wahl des magenfüllenden Mediums standen Mikulicz Luft und Wasser zur Auswahl. Nach den ersten Versuchen entschied er sich für Luft, nicht zuletzt aufgrund des starken Brechreizes, der bei Wasserfüllung bei den Patienten auftrat. Zum Einbringen der Luft wurden mehrere Methoden erprobt. Erfolglos blieb die Verabreichung einer Brausemischung und auch das Einpumpen von Luft vor der Untersuchung, da bei Magenfüllung starker Brechreiz beim Einführen des Gastroskops auftrat. Stattdessen behalf man sich mit der, in den Apparat eingebauten, Luftleitung, die es ermöglichte, den Magen nach dem Einführen des Gerätes mit Luft zu füllen und das Luftvolumen während der Untersuchung beliebig zu adaptieren (Mikulicz 1881).

Vollständige Magenspiegelungen konnte Mikulicz bis zu diesem Zeitpunkt dennoch nicht durchführen, da die Versuchspersonen das Gastroskop nur für wenige Sekunden tolerieren konnten, ehe starkes Würgen und Panik einsetzten. Um dem entgegenzuwirken experimentierte Mikulicz mit verschiedenen Lagerungen der Patienten. Als für die Untersuchung am besten geeignet stellte sich eine Seitenlage mit leicht abgesenktem Kopf heraus. In dieser Lagerung konnte der Speichel des Patienten aus dem Mund herausfließen. In anderen Lagerungen, beispielsweise im Sitzen, floss Speichel in Richtung Kehlkopf und löste so Hustenattacken und Angst aus (Mikulicz 1881).

Auch wenn die Patienten durch die optimierte Lagerung in der Lage waren, das Gastroskop nun eine Minute zu tolerieren, trat immer noch Brechreiz auf, was eine Untersuchung unmöglich machte. Daher dachte Mikulicz an, den Versuchspersonen eine Narkose zu verabreichen, die die Abwehrmechanismen ausschaltete, ohne die Patienten derartig zu narkotisieren, dass die Gefahr eines Atemstillstandes bestand. Versuche mit Chloroform erwiesen sich als nicht zielführend. Daraufhin stellte Mikulicz Versuche mit Morphium an. Mit dieser Art der Narkose konnte sowohl den Angstzuständen als auch dem Brechreiz entgegengewirkt werden. Eine Magenspiegelung war nun über eine Dauer von 10–15 min möglich, wobei die Patienten bei vollem Bewusstsein waren. Mikulicz kommentierte die Bedeutung der Morphium-Narkose in seiner Publikation „Über Gastroskopie und Oesophagoskopie" wie folgt (Mikulicz 1881):

„Ich bemerke, dass mir in letzter Zeit auch hier die Einführung und eine kurz dauernde Untersuchung bei gut eingeübten Individuen ohne Morphiumnarkose gelungen ist; die Untersuchung war jedoch meist durch die Husten- und Würgbewegungen so sehr gestört, dass ich eine gastroskopische Untersuchung ohne Morphiumnarkose, vorläufig wenigstens, für ziemlich werthlos halten möchte." (Mikulicz 1881)

Übergang zu flexiblen Endoskopen

4

Der deutsche Gastroenterologe Rudolf Schindler (1888–1968) gilt als Begründer der modernen Gastroskopie. Den Großteil seines Lebens beschäftigte er sich mit der Weiterentwicklung der Magenspiegelung. Er entwickelte ein starres Gastroskop und veröffentlichte seinen Atlas über die Gastroskopie. 1932 stellte er das semiflexible Wolf-Schindler-Gastroskop vor, welches er in Zusammenarbeit mit dem Instrumentenhersteller Georg Wolf entwickelt hatte. Einen großen Teil seiner Arbeit vollbrachte er in Amerika, nachdem er aufgrund der Verfolgung durch die Nationalsozialisten fliehen musste. Damit trug er, wie so viele geniale Köpfe, die aus dem nationalsozialistischen Deutschland fliehen mussten, zum Technologie- und Wissenstransfer nach Amerika bei. Ein Beispiel für die große Wertschätzung, die Schindler in Amerika entgegengebracht wurde, ist der Rudolf Schindler Award, der bis zum heutigen Tag von der American Society of Gastrointestinal Endoscopy (ASGE) verliehen wird (Deutsche Gesellschaft für Gastroenterologie, Verdauungs- und Stoffwechselkrankheiten 2024).

Der südafrikanische Gastroenterologe Basil Isaac Hirschowitz (1925–2013) beschäftigte sich eingehend mit der Physiologie des Magens und Erkrankungen des oberen Gastrointestinaltraktes. Zwischen 1955 und 1958 gelang es ihm, eine biegsame Glasfaser zu entwickeln, welche in der Lage war Licht zu leiten, wodurch das erste flexible Endoskop ermöglicht wurde. Dies gab den Anstoß zur Entstehung der amerikanischen Endoskopindustrie (Spurr 2018).

Nachdem die Bestrebungen, gastroskopische Befunde fotografisch festzuhalten, aufgrund von technischen Einschränkungen meist ohne Erfolg blieben, wurde die endoskopische Fotografie erstmals 1948 klinisch einsatzfähig gemacht. Nur zwei Jahre später entwickelten der japanische Arzt Tatsuro Uji und der Ingenieur Mutsuo Sugiura (1918–1986) in Zusammenarbeit mit der Firma „Olympus“

P. Badinger, *Geschichte der Gastroskopie*, essentials,
https://doi.org/10.1007/978-3-662-72831-4_4

die erste Gastrokamera, welche sich in Japan rasch etablierte. In Amerika fand die Gastrokamera weniger Anklang, da dort das Fiberglas-Endoskop von Hirschowitz stärker etabliert war (Spurr 2018).

4.1 Das semiflexible Wolf-Schindler-Gastroskop

Rudolf Schindler wurde am 10. Mai 1888 in Berlin, als Sohn des Bankiers Isidor Schindler und seiner Mutter Martha, geboren. Er absolvierte sein Medizinstudium in Freiburg und Berlin. Im März 1912 promovierte er. Anschließend arbeitete er als Assistenzarzt im Institut für Pathologie in München. Im Rahmen des Ersten Weltkrieges hatte Schindler eine aktive Rolle im Sanitätsdienst inne, wofür er mehrmals ausgezeichnet wurde. 1919 startete er mit seiner Ausbildung zum Internisten im Klinikum München-Schwabing. Nachdem Schindler, zusätzlich zu einer eigenen Erkrankung, während des Ersten Weltkrieges mit vielen Soldaten mit Gastropathien konfrontiert war, begann er sich intensiv mit der Pathologie des Magens auseinander zu setzen. Die chronische Gastritis stand im Zentrum seiner Forschung. In der Folge rückte die Weiterentwicklung der Gastroskopie für ihn besonders in den Fokus. Seine ersten Experimente führte er mit einem modifizierten starren Gastroskop durch. 1923 veröffentlichte Schindler ein bahnbrechendes Lehrbuch über die Gastroskopie, das sowohl national als auch international großes Aufsehen erregte (Deutsche Gesellschaft für Gastroenterologie, Verdauungs- und Stoffwechselkrankheiten 2024).

Ab 1924 arbeitete Schindler als niedergelassener Gastroenterologe mit dem Fokus auf Endoskopie in München. Einige Jahre später entwickelte Schindler gemeinsam mit dem Instrumentenbauer Georg Wolf (1873–1938) das semiflexible Wolf-Schindler-Gastroskop, das er 1932 im Ärztlichen Verein Münchens vorstellte (Deutsche Gesellschaft für Gastroenterologie, Verdauungs- und Stoffwechselkrankheiten 2024).

Bis in die 1950er-Jahre war dieses Gerät der Goldstandard für Gastroskopien. Zunächst wurde Schindler für seine Innovationen öffentlich in höchsten Tönen gelobt. Seit dem April 1933 wurde er, aufgrund seines jüdischen Glaubens, durch das nationalsozialistische Regime denunziert. 1934 wurde er für über zwei Monate in Schutzhaft genommen. Anschließend ergriff Schindler mit seiner Familie über Belgien die Flucht nach Amerika und mit ihm verließen auch sein Wissen und seine Ideen den europäischen Kontinent. Im August 1934 erreichte Schindler mit seiner Familie New York und reiste von dort nach Chicago weiter. Durch die Unterstützung der Ärztin Marie Ortmayer (1884–1974), welche im Rahmen einer Europareise bei Schindler hospitiert hatte, erlangte Schindler ein Einreisevisum und durfte

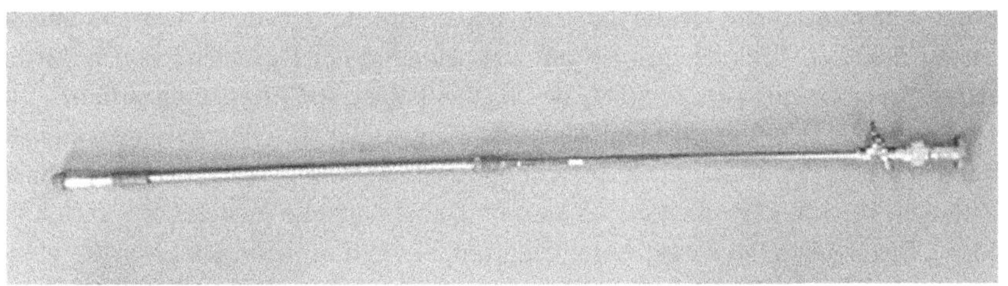

Abb. 4.1 Das semiflexible Wolf-Schindler Gastroskop © Internationale Nitze-Leiter-Forschungsgesellschaft für Endoskopie. Mit freundlicher Genehmigung

als Professor in Chicago arbeiten. Zusammen mit Ortmayer und einigen anderen jungen Gastroenterologen setzte er seine Forschung über die Magenpathologie fort und machte sein Gastroskop in ganz Amerika bekannt. 1937 veröffentlichte er „Gastroscopy, The Endoscopic Study of Gastric Pathology". 1947 veröffentlichte er seine Arbeit über Gastritis. Schindler und seinen Familienmitgliedern wurde am 26.04.1939 die deutsche Staatsbürgerschaft entzogen. Über ein Jahr später wurde Schindler die amerikanische Staatsbürgerschaft verliehen. Schindler gründete 1941 den American Gastroscopic Club, welcher eine Vorgängerorganisation der ASGE war. 1943 zog Schindler nach Los Angeles, wo er zusätzlich zu seiner Tätigkeit als Gastroenterologe im Krankenhaus und in einer Privatpraxis auch als Professor lehrte. 1957 publizierte er das Buch „Synopsis of Gastroenterology". Zwischen 1958 und 1960 lehrte er als Professor in Belo Horizonte in Brasilien, wofür er im Alter von 70 Jahren portugiesisch lernte. 1964 verstarb seine Gattin Gabriele. Ein Jahr später zog er zurück nach Deutschland, um seine Jugendfreundin zu heiraten. Rudolf Schindler verstarb am 6. September 1968 in München (Deutsche Gesellschaft für Gastroenterologie, Verdauungs- und Stoffwechselkrankheiten 2024).

Das 1932 vorgestellte semiflexible Wolf-Schindler-Gastroskop revolutionierte die Gastroskopie grundlegend (siehe Abb. 4.1). Ziel bei der Entwicklung dieses neuen Apparates war es, die Einschränkungen, die ein starres Gastroskop mit sich brachte, zu überwinden. Zum einen war die Akzeptanz der Patienten gegenüber Untersuchungen mit dem starren Gastroskop, aufgrund der für die Patienten äußerst unangenehmen Anwendung ausbaufähig. Zum anderen war das starre Gerät für die Untersucher, trotz zahlreicher Verbesserungen im Laufe der Zeit, limitierend in der Untersuchung. Über 40 % der Patienten konnten mit einem starren Gastroskop gar nicht untersucht werden. Diese Einschränkungen konnten mit der Einführung des Wolf-Schindler-Gastroskops weitestgehend umgangen werden. Das Gerät hatte eine Länge von 77 Centimeter und bestand aus einem flexiblen Anteil, welcher das untere Drittel darstellte und einem starren Anteil. Der Durchmesser des flexiblen Teils machte 12 mm aus, während der Durchmesser des starren Teils 8,5 mm betrug. An der Spitze des Gastroskops war Gummi eingearbeitet, um das Einführen zu erleichtern und das Verletzungsrisiko zu senken. Als Lichtquelle diente wie schon in früheren Gastroskopen eine Glühbirne. Das Gerät lieferte einen seitlichen Blick und beinhaltete 48 Linsen. Dabei handelte es sich um Kurzfokuslinsen. Sie ermöglichten eine Ablenkung um 34 Grad in mehreren Ebenen, wobei sie trotzdem ein ausreichendes Bild lieferten. Zum Erlangen der Flexibilität wurden die Linsen in eine Spule aus Bronzedraht eingebaut, welche zusätzlich außen durch eine Hülle aus Gummi geschützt war. Zusätzlich konnte durch das Gerät Luft in den Magen eingebracht werden. Das semiflexible Wolf-Schindler-Gastroskop erlangte aus mehreren Gründen schnell große Popularität. Zum einen war es in der Anwendung deutlich sicherer und komplikationsärmer als die starren Vorgängergeräte. Zum anderen ermöglichte es eine deutlich detailliertere Untersuchung. Trotz der deutlichen Verbesserungen im Vergleich zu früheren Gastroskopen blieben einzelne blinde Flecken bestehen (Berci und Forde 2000; Spurr 2018).

4.2 Das flexible Fiberglas-Endoskop von Hirschowitz

Basil Isaac Hirschowitz wurde am 29. Mai 1925 in der südafrikanischen Stadt Bethal geboren. Er studierte in Johannesburg Chemie und Medizin und war in Krankenhäusern in Johannesburg und London tätig, bevor er 1953 nach Amerika zog, um an der Universität in Michigan zu forschen. Zwischen 1955 und 1958 entwickelte er gemeinsam mit einigen Kollegen eine optische Faser. Dadurch wurde die Konstruktion des ersten flexiblen Fiberglas-Endoskops ermöglicht. 1964 wurde er am medizinischen College von Alabama Professor, wo er von 1959 bis 1988 die Abteilung für Gastroenterologie leitete. 1958 heiratete Hirschowitz und erhielt 1961 seinen amerikanischen Pass (Wikiwand 2024).

Er erhielt im Laufe seines Lebens mehrere Auszeichnungen, darunter der Rudolf Schindler Award der ASGE. Basil Isaac Hirschowitz verstarb am 19. Januar 2013 in Birmingham in Alabama (Wikiwand 2024).

Im Februar 1957 wurde die Fiberglas-Endoskopie erstmals praktisch durchgeführt, als Hirschowitz sich selbst mit dem ersten Prototypen endoskopierte. Einige Tage später wandte er seinen Apparat zum ersten Mal bei einem Patienten an. Dazu führte er den Prototypen in den Larynx der Versuchsperson ein. Seit 1954 hatte Hirschowitz gemeinsam mit seinem Kollegen Charles Wilbur Peters (1918–1989) und einem Studenten an der Fiberglas-Optik gearbeitet. 1956 gelang es ihnen, eine

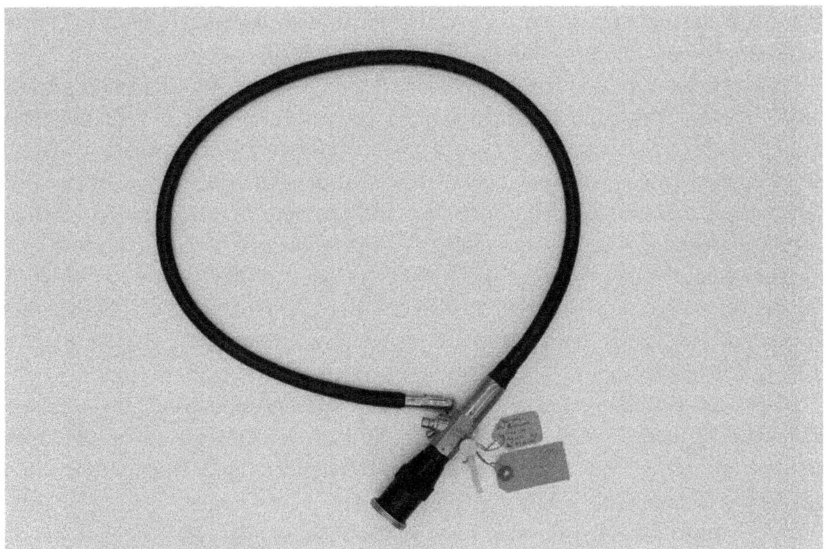

Abb. 4.2 Das flexible Fiberglas-Endoskop von Hirschowitz © Internationale Nitze-Leiter-Forschungsgesellschaft für Endoskopie. Mit freundlicher Genehmigung

Glasfaser zu entwickeln, welche die erforderlichen optischen Eigenschaften für ein Gastroskop erfüllte. Hirschowitz arbeitete in der Folge mit der Firma „American Cystoscope Manufacturing Inc." zusammen. Im Oktober 1960 war das erste Serienmodell fertiggestellt und Hirschowitz stellte seine revolutionäre Kreation vor (Dittrick Medical History Center 2024).

Das Grundelement des Fiberglas-Endoskops bildete ein Bündel von isolierten beschichteten optischen Glasfasern (siehe Abb. 4.2). Diese Glasfasern waren in fester Phasenbeziehung zueinander angeordnet, sprich kohärent, was zu einem klaren und geordneten Lichtsignal führte und für die Übertragung von Bildern unerlässlich war. Revolutionär war an diesem Gerät nicht nur die Flexibilität, welche sowohl für die Patienten als auch die Ärzte eine erhebliche Verbesserung darstellte, sondern auch die verminderte Größe (Spurr 2018; Dittrick Medical History Center 2024).

Allerdings gab es auch im Umgang mit dem Fiberglas-Endoskop einige Einschränkungen. So war es aufgrund seiner seitlichen Optik für eine Speiseröhrenspiegelung ungeeignet. Darüber hinaus stellte die große Hitzeentwicklung der Lichtquelle eine erhebliche Verletzungsgefahr für die Patienten dar. Auch die Qualität der Untersuchung wurde dadurch eingeschränkt, da Sekrete im Magen aufgrund der Temperatur koagulierten (Spurr 2018).

Im Laufe der Zeit wurden verschiedene Teile des Fiberglas-Endoskops weiterentwickelt. So wurde die Linsenanordnung verbessert, um ein größeres Sichtfeld zu erreichen und Kanäle für Biopsiezangen, Luft- und Wasserkanäle sowie ein Kanal zum Absaugen von Sekret oder Wasser wurden hinzugefügt. Außerdem wurden der Spitze des Geräts mehr Freiheitsgrade gegeben. Um der Hitzeentwicklung entgegenzuwirken, wurde ein zweites Faserbündel integriert, wodurch Licht einer externen Lichtquelle ins Innere des Magens geleitet werden konnte. 1970 wurde das erste Panendoskop vorgestellt, welches zur Untersuchung von Speiseröhre, Magen und Zwölffingerdarm entwickelt worden war (Spurr 2018; Dittrick Medical History Center 2024).

Nach der Erfindung des Fiberglas-Endoskops entstand eine amerikanische Endoskop-Industrie, welche im weiteren Verlauf der Geschichte in ständigem Wettbewerb mit den japanischen Endoskop-Herstellern stand. Dadurch folgten in den 1970er-Jahren viele weitere bahnbrechende Optimierungen.

1971 wurde die Polypektomie mit Drahtschlingen eingeführt. 1972 folgte die Kanülierung des Ausführungsgangs des Pankreas. 1973 erfolgte die erste Spaltung der Papilla duodeni major durch Classen und Kawai unabhängig voneinander. Ab 1975 war es möglich, Gallensteine endoskopisch zu entfernen. 1979 erfolgte die erste Anlage einer Magensonde mittels Gastrostomie und seit den 1980er-Jahren konnten Ösophagusvarizen mittels Gummibandligatur behandelt werden (Dittrick Medical History Center 2024).

4.3 Die Gastrokamera

Die Einführung der Magen-Fotografie ermöglichte die fotografische Dokumentation von gastroskopischen Befunden. Dazu wurde eine Kamera von geeigneter Größe am proximalen Ende eines flexiblen Gastroskops angebracht. Durch das Einsetzen von Blitzlicht konnte das Problem der geringen Beleuchtung beim Fotografieren beseitigt werden, was zu einer deutlichen Verbesserung der Ergebnisse führte. Trotzdem handelte es sich bei dieser Methode um Fotografie durch das Gastroskop, was mit einigen technischen Schwierigkeiten einherging. Die Funktionsweise der Gastrokamera basierte auf einem völlig anderen Prinzip, da sich die Kamera hierbei im Magen befand (Hadley 1965).

Der japanische Arzt Tatsuro Uji entwickelte 1950 gemeinsam mit dem Ingenieur Mutsuo Sugiura die erste Gastrokamera. Dabei kooperierten sie mit der Firma „Olympus“. Zu dieser Zeit waren Erkrankungen des Magens äußerst prävalent in

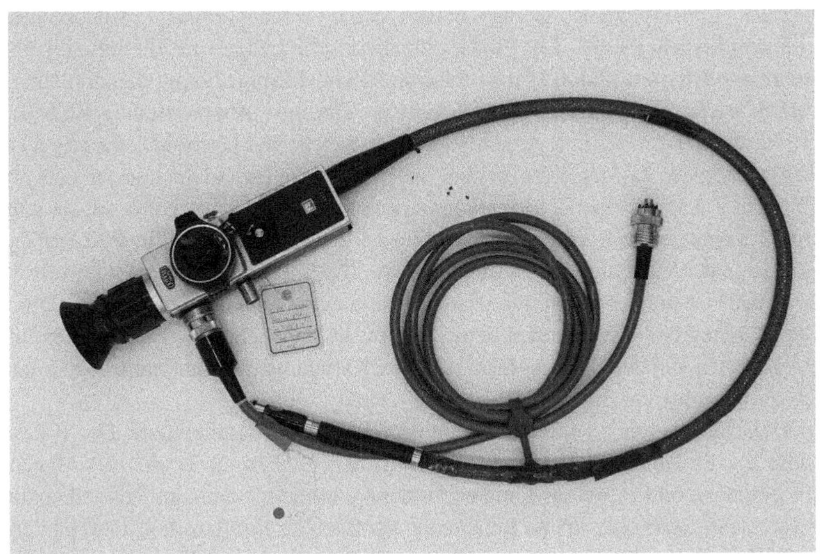

Abb. 4.3 Die Gastrokamera © Internationale Nitze-Leiter-Forschungsgesellschaft für Endoskopie. Mit freundlicher Genehmigung

Japan und das Magenkarzinom der häufigste bösartige Tumor unter den Japanern. Die Japaner erkannten, dass die Effektivität von radiologischen Diagnosemethoden in der Früherkennung von Magentumoren begrenzt war. Daher beschäftigten sich viele japanische Ärzte mit Möglichkeiten, die Magenschleimhaut direkt untersuchen zu können. Als Grund für die geringe Popularität früherer Gastroskope, wie beispielsweise des Wolf-Schindler-Gastroskops, wird in der Literatur die zierliche Anatomie der meisten Japaner angegeben. Daher wurde in der Entwicklung der Gastrokamera besonders darauf geachtet, das Gerät dünner als die bisherigen Gastroskope zu konstruieren (Spurr 2018; Hadley 1965).

Die Gastrokamera bestand grundsätzlich aus einem flexiblen, hohlen, mit Vinyl verkleideten Stahldrahtrohr, welches einzig die Kabel zur Versorgung der Kamera beinhaltete (siehe Abb. 4.3). Dadurch konnte ein deutlich reduzierter Durchmesser im Vergleich zu früheren Gastroskopen erreicht werden. An der Spitze des Gerätes befand sich distal der Kamera eine Glühbirne, welche mit 38 V Gleichstrom versorgt wurde. Die Spitze des Instrumentes war perforiert, um das Einbringen von Luft in den Magen zu ermöglichen. Zusätzlich war eine Membran aus Gummi verbaut, um dem Eindringen von Mageninhalt in das Gerät vorzubeugen. Die eingesetzte Kamera hatte einen festen Fokus und enthielt keinen Verschluss und keine

Blende. In der Spitze des Gerätes befand sich eine Metallkassette, welche einen Filmstreifen beherbergte. Der Filmstreifen hatte eine Länge von 300 mm und eine Breite von 5 mm, wodurch es möglich war, 32 kreisförmige Fotografien mit einem Durchmesser von 5 mm pro Untersuchung anzufertigen. Am proximalen Ende des Geräts war eine Metallbox angebracht, über welche die Gastrokamera gesteuert werden konnte. An der Seite befand sich das Filmentwicklungsfenster und ein Fotozähler. Auf der Oberseite der Steuerungsbox war der Lichtschalter angebracht. Dieser konnte vom Filmentwicklungsfenster getrennt werden. Ein Rad auf der Rückseite der Steuerungsbox ermöglichte die Neigung der Kamera um jeweils 35 Grad nach oben oder unten. Die Kamera hatte einen Durchmesser von 11,5 mm. Der Durchmesser des Schaftes betrug 8 mm. Die Kameraeinheit stellte den einzigen starren Teil der Gastrokamera dar. Durch Drehung der Steuerungsbox konnte das aufzunehmende Bild gedreht werden (Hadley 1965).

Die Untersuchung wurde in einem dunklen Raum durchgeführt. Der Patient sollte für die Untersuchung nüchtern erscheinen. Wie zu dieser Zeit bei Magenspiegelungen üblich, wurde dem Patient Omnopon-Scopolamin als Prämedikation verabreicht sowie eine lokale Betäubung des Rachens mit Amethocain appliziert. In Japan wurden die Patienten vor diesem Verfahren nicht sediert und wurden in der Regel unmittelbar nach der Untersuchung entlassen. Die Gastrokamera wurde den Patienten in Linksseitenlage mit leicht angewinkeltem Hals eingeführt. Das Einbringen des Geräts stellte aufgrund des deutlich reduzierten Durchmessers für gewöhnlich kein Problem dar (Hadley 1965).

Nach dem Passieren der Kardia wurden die Patienten angewiesen sich auf den Rücken zu drehen. Anschließend wurde schrittweise Luft in den Magen eingebracht und das Gerät tiefer eingeführt. In manchen Fällen wurde von Magenspasmen berichtet, welche beim Durchdringen der Kardia aufgetreten waren. Dem wurde mit Geduld, langsamer Luftzufuhr, Empathie und Bauchmassagen entgegengewirkt (Hadley 1965).

Mit der Anfertigung von Bildern wurde begonnen, sobald sich die Gastrokamera im Antrum befand. Unter schrittweisem Zurückziehen des Apparates wurden in verschiedenen Rotationen und Neigungen Bilder angefertigt, um eine möglichst lückenlose Dokumentation der Magenschleimhaut sicherzustellen. In manchen Fällen wurde die Untersuchung unter Röntgenkontrolle durchgeführt, um die Position der Gastrokamera zu überprüfen. Diese kam besonders zur Anwendung, wenn der Fundus beziehungsweise die Kardia abgebildet werden sollten (Hadley 1965).

Ebenso wie bei der Gastroskopie war es zu dieser Zeit nicht möglich den kompletten Magen ohne blinde Flecken einzusehen. Besonders die obere Magenwand konnte nur schwer sichtbar gemacht werden. Der Fundus sowie die Kardia konnten im Gegensatz zur Gastroskopie mit der Gastrofotografie bei manchen Patienten abgebildet werden. Ein entscheidender Faktor dafür war die Erfahrung des Untersuchers (Hadley 1965).

Zu den Vorteilen der Gastrokamera zählten besonders die leichtere und sicherere Durchführung der Untersuchung sowie der erhöhte Patientenkomfort. Besonders ältere Patienten und Patienten mit Pathologien der Wirbelsäule profitierten von der geringeren Komplikationsrate. Darüber hinaus war die Anwendung der Gastrokamera leichter zu erlernen als die Durchführung einer Gastroskopie. Die Dokumentation der Befunde stellte einen weiteren Vorteil dar, denn die Bilder konnten nun unter Kollegen diskutiert und mehrmals inspiziert werden. Daher wurden fortan am Universitätsklinikum in Tokio wöchentlich nicht nur Röntgenbilder, sondern auch Gastrokamera-Bilder interdisziplinär besprochen (Hadley 1965).

Zu den Nachteilen zählte die Entwicklungszeit der Bilder von 2–4 Tagen. Manche Bilder wurden leider durch Blut oder Sekret auf der Linse unbrauchbar gemacht. Bei einigen Patienten war die Anfertigung von geeigneten Fotos aufgrund von morphologischen Veränderungen des Magens, bedingt durch Operationen oder Krankheiten, nicht möglich. Beispielsweise stellte sich die Gastrofotografie bei Patienten mit Zustand nach Gastrektomie als sehr herausfordernd dar, da eine suffiziente Luftzufuhr nicht möglich war. Bei Patienten mit einer Stenose des Pylorus konnten häufig keine zufriedenstellenden Ergebnisse erzielt werden, weil die Ausspülung des Magens insuffizient funktionierte. Zur Differenzierung von benignen und malignen Magenulzerationen wurde nach wie vor eine histologische Begutachtung benötigt. Zur Untersuchung von gastralen Blutungen konnte die Gastrokamera, aufgrund der Entwicklungszeit der Bilder, nicht genutzt werden. In diesen Fällen blieb die Gastroskopie der Gastrokamera deutlich überlegen (Hadley 1965).

Entwicklung der Videoendoskopie 5

Der britische Physiker Harold Horace Hopkins (1918–1994) lieferte mit der Entwicklung der Stablinsentechnologie einen bedeutenden Beitrag in der Entwicklung der Endoskopie. Nachdem seiner Innovation, seitens der großen Gerätehersteller, zunächst keine Beachtung geschenkt wurde, wurde Hopkins im Jahr 1965 von Karl Storz (1911–1996), einem deutschen Instrumentenhersteller, kontaktiert. Gemeinsam konstruierten sie ein revolutionäres Zystoskop (Bhatt et al. 2010).

In den 1960er-Jahren wurde das Charge-Coupled Device entwickelt. Dieses Gerät ermöglichte die Bildübertragung auf einen Monitor. 1983 wurde erstmals ein Charge-Coupled Device in einem Endoskop verbaut. 1984 folgten die ersten Erfahrungsberichte von Ärzten. In den darauffolgenden Jahren wurde diese Technologie von diversen Firmen weiterentwickelt (Spurr 2018).

Auch wenn sich die Gastroskopie stetig weiterentwickelte, blieb der Dünndarm in der Endoskopie weitestgehend unerforschtes Gebiet. Der 1941 geborene israelische Ingenieur Gavriel Iddan nahm diese Herausforderung an und entwickelte die Kapselendoskopie. Das erste Gerät wurde 2001 von der amerikanischen Food and Drug Administration zugelassen (Adler 2017).

5.1 Einführung der Stablinsen-Technologie durch Hopkins

Harold Horace Hopkins wurde am 6. Dezember 1918 in Leicester geboren. Seine Mutter förderte ihn in seiner Kindheit und ermutigte ihn zu studieren. Im Alter von 18 Jahren erhielt er ein Stipendium an der Universität in Leicester und schloss sein Physik- und Mathematikstudium drei Jahre später ab. 1939 begann er das

P. Badinger, *Geschichte der Gastroskopie*, essentials,
https://doi.org/10.1007/978-3-662-72831-4_5

Doktoratsstudium der Kernphysik. Durch den Ausbruch des Zweiten Weltkrieges verzögerte sich allerdings sein Abschluss. Zunächst wurde seine Einberufung mehrmals verschoben und er arbeitete in einer Firma, welche Kriegsgeräte herstellte. Schließlich wurde Hopkins doch eingezogen und erhielt so erst 1945 seinen Doktortitel. 1947 erhielt er ein Forschungsstipendium am Imperial College London. Eine seiner genialen Erfindungen war das Zoom-Objektiv, welches bereits 1948 von Fernsehsendern genutzt wurde. Nicht nur die Forschung, sondern auch die Lehre begeisterte ihn. Eines seiner bekanntesten Zitate lautet (Bhatt et al. 2010):

> *„Only when you try to teach something do you discover whether you truly understand it."* (Bhatt et al. 2010)

Im Rahmen eines Abendessens bei einem seiner ehemaligen Kameraden weckte ein Gastroenterologe mit seinen Beschwerden über den Entwicklungsstand der Gastroskopie das Interesse von Hopkins, ein Gastroskop zu entwerfen. Hopkins veröffentlichte 1954 einen Artikel, in dem er seine Vision eines flexiblen Gastroskops beschrieb. Darin schrieb er von der Möglichkeit, biegsame Glasfaserbündel für die Lichtleitung zu verwenden und nannte seine Idee „Fiberscope". Aufgrund von fehlenden Sponsoren konnte er diese Vision allerdings nicht verwirklichen. Schließlich war es Basil Hirschowitz, der das flexible Glasfaser-Endoskop entwickelte (Bhatt et al. 2010).

1957 wurde Hopkins von James Gordon Gow (1917–2001), einem Urologen aus Liverpool, kontaktiert. Gow hatte versucht, mithilfe eines Zystoskops einen Blasentumor zu fotografieren, was ihm aufgrund der Licht- und Bildqualität nicht gelang. Er bat Hopkins, ein neues Zystoskop zu entwickeln, mit welchem er in der Lage sein würde sein Vorhaben umzusetzen. Seit der Entwicklung von Nitzes Zystoskop wurden die Geräte kaum weiterentwickelt. Es bestand aus einem Zylinder in dessen Inneren dünne Glaslinsen eingebaut waren. Hopkins konstruierte zunächst dickere Glaslinsen, um die Stabilität zu verbessern und sie leichter montieren zu können. Dabei entdeckte er, dass sich die Bildqualität mit dickeren Linsen um ein Vielfaches verbessern ließ. In der Folge erforschte Hopkins die Physik hinter seiner Entdeckung und stellte eineinhalb Jahre später seine neue Kreation fertig. (Bhatt et al. 2010)

Dabei handelte es sich um die sogenannte Stablinsen-Technologie. Das hohle Rohr, welches die Basis des Zystoskops darstellte, beinhaltete nun dicke stabförmige Glaslinsen, die durch kleine luftgefüllte Abstände getrennt waren. Zum einen vereinfachte dies das Montieren der Linsen, zum anderen verbesserte die neue Technologie Bild- und Lichtqualität signifikant. Nachdem Glas Licht besser leitet als Luft und sich mit dem Einbau der Stablinsen die Schnittstellen zwischen

Glas und Luft minimierten, verringerte sich die Lichtstreuung deutlich. Darüber hinaus lieferte die Stablinsen-Technologie ein helleres und klareres Bild, nachdem dadurch eine größer Blendenöffnung möglich gemacht worden war. Hopkins steigerte zudem die Lichtübertragung durch die Integration einer mehrschichtigen Antireflex-Beschichtung um den Faktor 80. 1961 präsentierten Hopkins und Gow die ersten fotografischen Dokumentationen, welche unter Zuhilfenahme des neuen Systems angefertigt worden waren, vor der Société Internationale d'Urologie in Rio de Janeiro (Bhatt et al. 2010).

Trotz der Genialität dieser Innovation waren weder britische noch amerikanische Gerätehersteller interessiert an einer Serienproduktion des Instrumentes. 1965 präsentierte Hopkins die Ergebnisse seiner Arbeit sowie die Fotoaufnahmen, welche Gow mit seinem Zystoskop angefertigt hatte, vor einem Publikum in Köln. Sein Vortrag erhielt viel positive Resonanz und resultierte in zahllosen Anfragen nach seinem Gerät. Hopkins musste jedoch einräumen, dass sein Zystoskop bis zu diesem Zeitpunkt noch nicht in Serie produziert wurde (Bhatt et al. 2010).

Kurz darauf wurde Hopkins vom deutschen Instrumentenhersteller Karl Storz kontaktiert. Hopkins beherrschte die deutsche Sprache fließend, was die Kommunikation zwischen den beiden erheblich erleichterte. Storz wurde durch den Chirurgen George Berci (1921–2024) auf die Erfindung von Hopkins aufmerksam gemacht. (Bhatt et al. 2010)

Hopkins und Storz einigten sich schnell auf eine Kooperation und kombinierten die Stablinsen-Technologie mit der Kaltlicht-Technologie von Storz. Diese funktionierte mit flexiblen Glasfasern, welche zur Lichtleitung in das Körperinnere verwendet wurden und so eine heiße Lichtquelle im Inneren des Körpers überflüssig machten. 1967 stellten sie ihr Zystoskop der Société Internationale d'Urologie in München vor (siehe Abb. 5.1) (Bhatt et al. 2010).

Im selben Jahr wurde Hopkins Professor für optische Physik an der Universität in Reading. Darüber hinaus gelang es ihm, Laser-Compact-Discs zu entwickeln. Auch wenn ihm prestigeträchtigere Jobs angeboten wurden, blieb er in Reading und ging 1984 in Pension. Hopkins erhielt für seine Beiträge zur Medizin und Physik weltweite Anerkennung von verschiedenen wissenschaftlichen Organisationen (Bhatt et al. 2010).

Er erhielt viele Auszeichnungen unter anderem die Ives-Medaille, die höchste Auszeichnung der Optical Society of America sowie die angesehene Fellowship der Royal Society. Darüber hinaus war er Ehrenmitglied in allen Royal Colleges in Großbritannien. 1994 verstarb Harold Horace Hopkins im Alter von 86 Jahren an den Folgen einer Krebserkrankung (Bhatt et al. 2010).

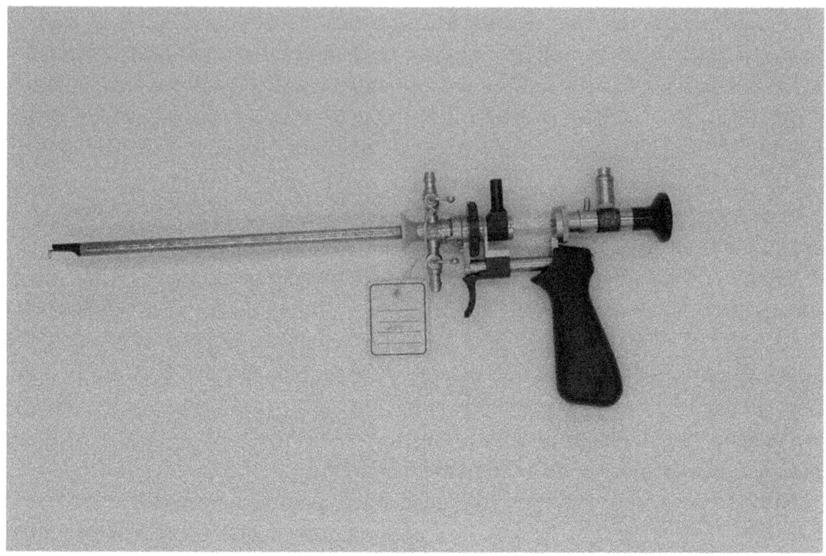

Abb. 5.1 Das Hopkins-Storz-Zystoskop © Internationale Nitze-Leiter-Forschungsgesellschaft für Endoskopie. Mit freundlicher Genehmigung

5.2 Die ersten Videoendoskope

Mit der Einführung des Charge-Coupled Device in den 1960er-Jahren begann die Entwicklung der Videoendoskopie. Unter Zuhilfenahme dieses sogenannten „elektronischen Auges" war es möglich, Bilder auf einen Bildschirm zu projizieren. Die erforderliche Miniaturisierung des Charge-Coupled Device erfolgte bis 1983. In diesem Jahr wurde das Gerät erstmals in ein Endoskop der Firma „Welch-Allyn" integriert. Ein Jahr später wurden die ersten Videoendoskopien mit eingebautem Charge-Coupled Device durchgeführt. Erfahrungsberichten zufolge entsprach die Bildqualität jener, welche auch mit Glasfaser-Geräten erreicht werden konnte. Darüber hinaus war es durch die „Freezing Frame"-Funktion möglich, jederzeit Fotos der Videoübertragung anzufertigen. In der Folge stiegen auch japanische Firmen, beispielsweise „Fujinon", „Pentax" oder „Olympus" und etwas später auch „Storz" in die Videoendoskopie ein. Auch wenn die Firma „Olympus" zunächst zögerlich agierte, da die Verantwortlichen den Fokus vermehrt auf ihre Glasfaser-Geräte gelegt hatten, wurde schnell klar, dass die Videoendoskopie zukünftig überlegen sein würde. Daraus entstand ein Wettbewerb, der sich positiv auf die technologische Weiterentwicklung auswirkte (Spurr 2018).

In den darauffolgenden 30 Jahren kam es zu einer kontinuierlichen Verbesserung der Bildqualität und der Dokumentationsmöglichkeiten. Maßgeblich trugen dazu die Entwicklung von Flachbildschirmen sowie die stetige Verbesserung der Auflösung bei. Mit der Einführung von elektronischen Patientenakten wurde der Zugriff auf Befunde, Fotodokumentationen sowie Videos der Untersuchungen für die behandelnden Ärzte deutlich erleichtert (Spurr 2018).

Das Charge-Coupled Device kann für die Detektion von Licht visueller sowie Infrarot-naher Wellenlängen eingesetzt werden. Trifft Licht an einem bestimmten Ort ein, sind Charge-Coupled Devices in der Lage, abhängig von der Intensität der Strahlung eine entsprechende Anzahl an freien Ladungsträgern zu generieren und bis zur Auslesung zu speichern. Die Daten können nach der Detektion unmittelbar auf einen Computer übertragen und digital ausgelesen werden. Die Basis des Charge-Coupled Device bildet ein p-leitendes Silizium-Substrat. Darauf ist eine Schicht aus Siliziumoxid aufgetragen. Darüber liegen Elektroden, welche sich entweder aus Metall oder Poly-Silizium zusammensetzen. Eine beziehungsweise mehrere dieser Elektroden bilden einen Pixel. Die Auflösung des Bildes hängt von der Größe beziehungsweise Zahl der Pixel ab. Die physikalische Grundlage dieser Technologie ist der innere Photoeffekt (Weiprecht 2002).

Die ersten Charge-Coupled Devices waren in der Lage, monochrome Bilder zu liefern. In den 1980er-Jahren erschienen vermehrt Charge-Coupled-Device-Farb-Chips, die sich schließlich nach einem 20 Jahre andauernden Wettbewerb durchsetzen konnten. Im Folgenden werden die Unterschiede von Farb-Chips zu monochromen Chips sowie die Technologie, welche farbige Bilder möglich machte, beleuchtet.

Um farbige Bilder möglich zu machen, musste die Übertragung der drei Grundfarben Rot, Grün und Blau gewährleistet sein. Zu diesem Zweck gab es zwei verschiedene Lösungsansätze. „Toshiba/Machida“ hatte in ihre Charge-Coupled-Device-Farb-Chips mehrere Filter, welche entweder für die drei Primärfarben oder deren Komplementärfarben Gelb, Cyan und Magenta durchlässig waren, eingebaut. Dies sorgte dafür, dass jeder Pixel eine bestimmte Farbe erhielt. Diese Art der Farbtransmission nannte man simultan (Classen et al. 1987).

Die sequenzielle Farbübertragung wurde von „Olympus“, „Welch Allyn“ und „Fujinon“ genutzt. Dabei wurde ein rotierendes Farbfilterrad verwendet, in welchem Filter für die drei Grundfarben integriert waren. Dieses Farbfilterrad gab kurze Impulse von rotem, grünem oder blauem Licht ab und rotierte mit 30 bis 50 Umdrehungen pro Sekunde. Der Chip registrierte durchgehend das vom Objekt reflektierte Licht. Das Licht wurde nach seiner Wellenlänge im Videoprozessor in den roten, grünen oder blauen Speicher eingespeist. Aus diesen Informationen erstellte der Prozessor drei gleichzeitige Bildsignale in Rot, Grün und Blau. Diese wurden in den Monitor eingespielt, welcher schließlich das Echtzeitbild ausgab. Die Auflösung war vergleichbar mit der eines entsprechenden monochromen Bildes. Schnell bewegte Bilder führten allerdings zu Unschärfe und Farbzerfall (Classen et al. 1987).

Geräte, die auf simultane Farbtransmission setzten, konnten dieses Problem vermeiden, da die Aufteilung der Bildfläche in verschiedene Farbbereiche die Auflösung einschränkte. Die Pixel-Struktur des Farb-Chips von „Toshiba/Machida" ist in Abbildung 32 schematisch dargestellt. Dabei kommen die Farben Grün (G), Cyan (CY) und Gelb (Y) zum Einsatz. Cyan beinhaltet grüne sowie blaue Anteile und Gelb ist eine Mischung aus den Farben Rot und Grün (Classen et al. 1987).

Die Farbe Grün trägt aufgrund ihres Leuchtsignals am meisten zur Auflösung bei. Aus diesem Grund ist jeder zweite Pixel Grün. Die anderen Pixel sind entweder Cyan oder Gelb. Die Gesamthelligkeit des Bildes ist mithilfe der Beleuchtungsgleichung zu ermitteln. Diese lautet: 0,3 * Rot + 0,59 * Grün + 0,11 * Blau = Helligkeit (Classen et al. 1987).

5.3 Entwicklung der Kapselendoskopie

Während seines Sabbaticals 1981 in Boston begann sich Gavriel Iddan mit medizinischer Bildgebung auseinanderzusetzen. Iddan war als leitender Ingenieur der Elektrooptik-Design-Abteilung im Forschungssegment des israelischen Verteidigungsministeriums tätig. Während seinem Sabbatical interessierte er sich besonders für Röntgen und Ultraschall. Ein befreundeter Gastroenterologe unterrichtete ihn über die Unzulänglichkeit von Glasfaser-Endoskopen, um den Dünndarm zu untersuchen. Dies weckte Iddans Interesse an der Herausforderung, den kompletten Dünndarm einsehbar zu machen. In etwa zu dieser Zeit kamen die ersten kleinen Charge-Coupled-Device-Chips auf den Markt. Zehn Jahre später versuchte Iddan ein Gerät zu konstruieren, welches dazu verwendet werden konnte, den Dünndarm zu inspizieren. Dazu schloss er einen kleinen Charge-Coupled-Device-Chip an ein Kabel an. Diese Idee musste er allerdings rasch verwerfen. Der Grund dafür war die Länge des Dünndarms. Als nächstes entwickelte er die Idee eine Miniaturkamera mit integriertem Sender ohne Kabel auf natürlichem Weg durch den Verdauungstrakt wandern zu lassen. Jedoch stellte sich der hohe Energiebedarf der Chips als Problem heraus, da die damaligen Batterien in ihrer Leistungsdauer stark limitiert waren. Darüber hinaus war klar, dass die Passage der Miniaturkamera durch den Darm einige Stunden dauern würde. Iddan stellte sich die Frage wie man sowohl dem Arzt als auch dem Patienten eine stundenlange Untersuchung ersparen könnte (Adler 2017).

1993 hatte Iddan den Einfall, das Gerät in drei Teile zu gliedern. Seine Kreation bestand grundsätzlich aus einer Mini-Kamera mit integriertem Sender. Auf dem Bauch des Patienten wurde ein Rekorder mit einem Sensorfeld angeschlossen. Das System wurde durch eine Software vervollständigt, welche die auf dem Rekorder gespeicherten Bilder so effizient zusammenschneiden konnte, dass die Aufnahmen zeitgünstig befundet werden konnten. Durch den Wechsel von einem Charge-Coupled-Device-Chip auf einen deutlich sparsameren Silikon-Chip konnte das Stromproblem gelöst werden (Adler 2017).

Um das Gerät in die klinische Praxis zu integrieren, benötigte es einige Weiterentwicklungen und finanzielle Mittel. 1994 begegnete Iddan Gavriel Meron, der sowohl finanzielle Mittel als auch ein Team aus hervorragenden Physikern und Ingenieuren aufstellte. Eines der Teammitglieder war Dov Avni, ein Experte für Analogvideos, welcher ebenso wie Iddan jahrelang für das israelische Verteidigungsministerium gearbeitet hatte. Ihm gelang es, die Komponenten derart zu miniaturisieren, sodass das Problem der Größe gelöst werden konnte. 1998 gründete Meron die Firma „Given Imaging“. Das Ziel der Firma war es, eine elektronische Wegwerf-Kapsel zu entwickeln, die der Patient schlucken konnte (Adler 2017).

Um Lichtreflexionen vorzubeugen, wurde die optische Kuppel ellipsenförmig gestaltet. Zeitgleich entwickelte der Brite Paul Swain eine Möglichkeit der drahtlosen Bildübertragung. Es gelang ihm mithilfe von miniaturisierten Kameras Bilder aus dem Magen eines Schweines in Echtzeit auf einen Bildschirm zu übermitteln. 1997 trafen Meron und Swain in Birmingham aufeinander und beschlossen fortan zu kooperieren. 1999 schluckte Swain als erster Mensch eine endoskopische Kapsel. 2001 wurde das Gerät von der „Food and Drug Administration“ zugelassen. 2002 fand die erste internationale Kapselendoskopie-Konferenz in Rom statt, an der 90 Ärzte aus 12 verschiedenen Ländern teilnahmen. Von da an wurde das Interesse an der neuen Methode immer größer und die Zahl der wissenschaftlichen Publikationen zur Kapselendoskopie stieg rasant an. Heutzutage sind verschiedene Endoskopie-Kapseln auf dem Markt. Dazu zählen unter anderem die „MiroCam“ von „Intromedic“, die „PillCam“ von „Medtronic“ und die „EndoCapsule“ von „Olympus“ (Spurr 2018; Adler 2017).

6 Moderne Gastroskopie

Moderne Gastroskope weisen neben einer hohen Bildauflösung eine Vielzahl an zusätzlichen diagnostischen Tools auf, welche die Detektion von Krankheiten erheblich erleichtern. Dazu zählen unter anderem reale und virtuelle Chromoendoskopie, konfokale Laser-Endomikroskopie, Autofluoreszenz-Imaging sowie die optische Kohärenztomographie (Spurr 2018).

Die folgenden Spezialgeräte wurden bewusst nicht behandelt. Dazu zählen pädiatrische, welche besonders dünn sind und therapeutische, welche aufgrund ihres großlumigen Arbeitskanals einen größeren Durchmesser aufweisen. Seitblick-Duodenoskope und Endosonographie-Geräte, welche ebenso als Gastroskop eingesetzt werden können, wurden ebenfalls nicht näher beleuchtet.

6.1 Hochauflösende Weißlicht-Videogastroskopie

Heutzutage stellt die hochauflösende Weißlicht-Videogastroskopie den Goldstandard der endoskopischen Untersuchung des oberen Gastrointestinal-Traktes dar. Die Endoskope der führenden Hersteller „Olympus", „Pentax Medical" sowie „Fujinon" sind in der Lage, Bilder mit einer Auflösung von 850.000–1.000.000 Pixeln, zu produzieren. Diese Auflösung wird durch integrierte hochauflösende Charge-Coupled-Device-Chips ermöglicht. Vor den hochauflösenden Geräten war eine Auflösung von 100.000–400.000 Pixeln Standard. Zusätzlich bieten sie einen 150-fachen Zoom, im Gegensatz zu 30–35-facher Vergrößerung, welche die bisherigen Standard-Geräte liefern konnten. Darüber hinaus wird mittels der Dual-Focus-Technologie ein Maximum an Bildschärfe erreicht, da der Fokus per Knopfdruck adaptiert werden kann. Unter Zuhilfenahme der „Pre-Freeze"-Funktion kann

P. Badinger, *Geschichte der Gastroskopie*, essentials,
https://doi.org/10.1007/978-3-662-72831-4_6

aus einer Reihe von Bildaufnahmen automatisch das Bild mit der höchsten Schärfe ausgewählt werden. Dadurch wird die Bilddokumentation deutlich erleichtert, da so Bewegungsartefakte minimiert werden können (Spurr 2018).

Die hochauflösende Weißlicht-Videogastroskopie ist einer der größten Entwicklungsschritte in der Evolution der Endoskopie. Im Folgenden werden einige Verfeinerungen sowie zusätzliche diagnostische Instrumente erläutert, welche in Kombination mit der hochauflösenden Weißlicht-Gastroskopie sowohl Ärzten als auch Patienten viele Vorteile einbringen.

Einige moderne Gastroskope sind mit der Full-Spectrum-Endoscopy-Technologie ausgestattet, welche ein Sichtfeld von bis zu 245 Grad liefert. Dadurch wird eines der Probleme beseitigt, für das viele Pioniere in der Vergangenheit keine zufriedenstellende Lösung finden konnten. Die Full-Spectrum-Endoscopy-Technologie basiert auf drei Linsen, welche jeweils mit einer Leuchtdiode gepaart sind. Zum einen verbessert diese Neuentwicklung das Sichtfeld, zum anderen bleibt die volle Beweglichkeit des Endoskops erhalten inklusive Kohlenstoffdioxid- beziehungsweise Luft-Insufflation sowie Wasserspülung. Trotzdem bleibt ein toter Winkel bestehen, dessen Auswirkung auf die Untersuchung jedoch abhängig von der Kompetenz des Arztes ist. Das Full-Spectrum-Endoscopy-System vermindert laut Studien die Rate an übersehenen Adenomen auf weniger als ein Viertel (Spurr 2018).

Moderne Gastroskope können in der Steifheit ihres Schaftes variiert werden. Dies kann durch Drehen eines Griffes durchgeführt werden. Der Mechanismus, der das möglich macht, reicht bis 30 Centimeter vor dem distalen Ende des Endoskops, um die Flexibilität des vordersten Teiles zu gewährleisten. Er besteht aus einer Metallspirale, welche durch Komprimierung steifer wird. Die variable Steifheit soll die Intubationszeit verkürzen und den Komfort für die Patienten erhöhen (Spurr 2018).

6.2 Chromoendoskopie

Eine etablierte Methode, um Schleimhautveränderungen zum Beispiel bei Barrett-Ösophagus besser zu erkennen, ist die Chromoendoskopie. Dabei wird ein Färbemittel auf die Mukosa aufgetragen, um Läsionen besser sichtbar zu machen. Am häufigsten wird dazu Methylenblau (oder Essigsäure verwendet (Spurr 2018).

Der vitale Farbstoff Methylenblau wird aktiv von dysplastischen Zellen und Epithelzellen eines Barrett-Ösophagus absorbiert. Plattenepithelzellen oder Magenschleimhautepithelzellen nehmen den Farbstoff allerdings nicht auf. Bei der Durchführung einer Chromoendoskopie mit Methylenblau zeigt sich eine intestinale Metaplasie blau. Eine hellere Farbintensität beziehungsweise vermehrte

Heterogenität im Farbmuster lässt eher auf eine hochgradige Dysplasie oder auch ein Adenokarzinom schließen. Theoretisch besteht bei der Anwendung von Methylenblau ein Risiko auf Karzinogenese, für welches bisher kein klinisch signifikanter Nachweis erbracht werden konnte. Unter Umständen kann eine Verfärbung des Urins auftreten (Spurr 2018; Högenauer 2005).

Bei der Chromoendoskopie mit Essigsäure eliminiert ein niedrig konzentrierter Essigsäure-Spray die oberflächliche Schleimschicht der Mukosa. Dies erfolgt durch eine reversible Deacetylierung von Zellproteinen. Innerhalb weniger Minuten kommt es zu einer weißen Verfärbung des Gewebes mit Gefäßstauung, welche in der Regel 2–3 min andauert. Sobald die Essigsäure die Blutgefäße des Stromagewebes erreicht, kommt es zu einer besseren Sichtbarkeit der Zotten. In dysplastischen Arealen verflüchtigt sich die weiße Färbung schneller als in gesundem Epithel (Spurr 2018).

6.3 Virtuelle Chromoendoskopie

Die virtuelle Chromoendoskopie ist ein diagnostisches Tool, welches ähnliche Vorteile bietet wie die reale Chromoendoskopie, ohne dabei Substanzen auf die Schleimhaut applizieren zu müssen. Das System der Firma „Olympus" nennt sich Narrowband Imaging und macht den Großteil am Weltmarkt aus. Aus diesem Grund wird im Folgenden Narrowband Imaging genauer behandelt. Andere Systeme sind „i-Scan" von „Pentax" und „Blue-Light-Imaging" von „Fujifilm".

Narrowband Imaging funktioniert über einen zusätzlichen Filter, welcher per Knopfdruck über das Bild gelegt werden kann. Dabei wird der Bildkontrast, durch eine Erhöhung des Anteils von Licht mit den Wellenlängen 440–460 Nanometer (blau) und 540–560 Nanometer (grün), variiert. Mithilfe dieser engen Lichtbänder können die oberflächlich liegenden Kapillarnetzwerke besser sichtbar gemacht werden, nachdem Hämoglobin blaues Licht besser aufnimmt. Die subepithelialen Gefäße werden durch das grüne Licht besser veranschaulicht. Durch Nachbearbeitung dieser Bilder kann die Schleimhaut hochauflösend dargestellt werden und kleine Schleimhautveränderungen sowie Unregelmäßigkeiten im Gefäßmuster besser erkannt werden. Mithilfe dieser Technologie kann die Anzahl an Biopsien pro Patient verringert werden, da Narrowband-Imaging-gezielte Biopsien effektiver sind als zufällige Vier-Quadranten-Biopsien (Spurr 2018).

Ein Vorteil des Narrowband Imaging ist die gleichzeitige Beurteilung der Schleimhaut und des Gefäßmusters. Darüber hinaus ist diese Technologie breit verfügbar und risikofrei. Narrowband Imaging ist allerdings kostspielig und bedarf gut geschulten Personals (Spurr 2018).

Die im Nachfolgenden beschriebenen diagnostischen Tools wurden durch Narrowband Imaging weitestgehend verdrängt.

6.4 Konfokale Laser-Endomikroskopie

Mithilfe der konfokalen Laser-Endomikroskopie können suspekte Läsionen in Echtzeit im Lebenden histologisch bewertet werden. Dazu wird ein schwach gepulster Laser auf einen singulären Punkt im mikroskopischen Sichtfeld gerichtet. Ein Detektor nimmt das von dort ausgehende Licht auf. Dadurch können hochauflösende Bilder mit bis zu 1250-facher Vergrößerung produziert werden. Dazu bewegt sich der Laserstrahl sowohl in vertikaler als auch horizontaler Richtung über den zu untersuchenden Punkt, wodurch ein hochauflösendes zweidimensionales Graustufenbild erzeugt wird. Diese Technologie ist allerdings sehr teuer, bedingt gut geschultes Personal zur korrekten Befundung der Bilder und eine intravenöse Gabe von Fluoreszin (Spurr 2018).

6.5 Autofluoreszenz-Imaging

Autofluoreszenz-Imaging basiert auf der Eigenschaft einiger Gewebe beziehungsweise Moleküle Licht mit kürzeren Wellenlängen zu absorbieren und Licht mit längeren Wellenlängen zu emittieren, was man Autofluoreszenz nennt. Zu diesen besonderen Geweben beziehungsweise Molekülen zählen unter anderem Elastin, Kollagen, aromatische Aminosäuren, Porphyrine und Flavine. Autofluoreszenz-Imaging nutzt diese Eigenschaft aus, um Pseudo-Farbbilder herzustellen. Unterschiedliche Ausprägungen der Autofluoreszenz können helfen, gesundes von entartetem Gewebe zu differenzieren. In der Nachbearbeitung zeigen sich gesunde Gewebsanteile grün, Blutgefäße dunkelgrün und Dysplasien beziehungsweise Neoplasien magenta. Die Unterschiede in der Farbausprägung sind auf einen Verlust von Kollagen, Neovaskularisation und Abweichungen in der Relation von Zellkern und Zytoplasma zurückzuführen. Suspekte Schleimhautbereiche, welche diese Farbabweichung aufweisen, werden als Autofluoreszenz-Imaging-positive Läsionen bezeichnet (Spurr 2018).

Die Methode ist allerdings nicht unumstritten. Einen Nachteil stellt das gehäufte Auftreten von falsch positiven Ergebnissen dar. Darüber hinaus ist die Überlegenheit des Autofluoreszenz Imaging in Bezug auf die Identifikation von Dysplasien beziehungsweise Neoplasien insbesondere in der Diagnostik des Barrett-

Ösophagus im Vergleich zur klassischen Weißlicht-Endoskopie nicht wissenschaftlich belegt (Spurr 2018; Cho 2015).

6.6 Optische Kohärenztomographie

Die optische Kohärenztomographie wird gerne mit dem Ultraschall verglichen. Allerdings basiert sie nicht auf Schallwellen, sondern auf der Streuung von nahinfrarotem Licht. Mithilfe der optischen Kohärenztomographie können Querschnittsbilder von epithelialen und subepithelialen Gewebeschichten in hoher Qualität, Vergrößerung und Auflösung angefertigt werden. Weder direkter Kontakt mit dem Gewebe noch eine Kontrastmittelgabe ist notwendig. Die optische Kohärenztomographie wird mittels Sonden, welche durch die Instrumentenkanäle des Endoskops eingebracht werden, durchgeführt (Spurr 2018).

Ein häufiges Einsatzgebiet ist die Erkennung von Dysplasien bei Verdacht auf Barrett-Ösophagus. Die optische Kohärenztomographie wird ebenso zur Differenzierung zwischen ösophagealem Adenokarzinom und hochgradiger Dysplasie der Speiseröhrenschleimhaut genutzt (Spurr 2018).

Der diagnostische Ertrag von Schleimhaut-Biopsien im Ösophagus kann mithilfe der optischen Kohärenztomographie deutlich gesteigert werden. In Fällen mit einer sehr hohen Bildqualität kann eine Biopsie sogar überflüssig gemacht werden. Darüber hinaus kommt die optische Kohärenztomographie in der Diagnostik des zervikalen Inlet-Patch zum Einsatz. Dabei handelt es sich um Magenschleimhaut, welche sich fälschlicherweise in der Speiseröhre befindet. Am häufigsten ist ein zervikaler Inlet-Patch knapp unterhalb des oberen Ösophagussphinkters zu finden. Dieses Areal ist bei klassischen Endoskopien des oberen Gastrointestinaltraktes schwer einsehbar. Daher kann die Optische Kohärenztomographie in solchen Fällen ein hilfreiches Instrument sein (Samel und Mashimo 2019; Tsai et al. 2014).

Der optischen Kohärenztomographie wird in der Zukunft vermehrt eine Rolle im Staging von ösophagealen Adenokarzinomen prognostiziert, da sie aufgrund der Querschnitts-Bildgebung besser dafür geeignet ist als für die Überwachung von Dysplasien. Zu den Nachteilen der optischen Kohärenztomographie zählen unter anderem die hohen Kosten der Geräte und Schwierigkeiten bei der Anfertigung der Bilder. Zusätzlich stellt die hohe Variabilität zwischen den Untersuchern ein Problem dar. Wie bei einigen anderen modernen Untersuchungsmethoden auch, gilt für die Optische Kohärenztomographie, dass eine gute Ausbildung zur Interpretation der Bilder essenziell ist (Spurr 2018).

Die optische Kohärenztomographie kommt auch in anderen Fachbereichen wie der Onkologie und Dermatologie zur Anwendung. Einen besonders hohen

Stellenwert hat diese Methode in der Augenheilkunde. Dabei wird die optische Kohärenztomographie zur Untersuchung des hinteren Augenabschnittes und dabei besonders des Augenhintergrundes eingesetzt. In der Kardiologie beziehungsweise der Angiologie wird ebenfalls gerne auf diese Bildgebungsmethode zurückgegriffen. Ein Beispiel dafür ist die Differenzierung zwischen Plaqueerosion und Plaqueruptur im Zuge eines akuten Koronarsyndroms (Antwerpes et al. 2024).

7 Fazit

Die historische Entwicklung der Gastroskopie zählt zu den bedeutendsten Kapiteln der Medizingeschichte. Sowohl im Bereich der Inneren Medizin als auch der Chirurgie dient sie nicht nur zur Untersuchung des oberen Gastrointestinal-Trakts, sondern wird auch zu therapeutischen Zwecken eingesetzt.

Die geschichtliche Entwicklung der Gastroskopie beginnt mit Philipp Bozzini und dem Lichtleiter. Désormeaux setzte die Evolution fort und verbesserte die Lichtquelle. Kusssmaul führte die erste Gastroskopie an einem lebenden Patienten mit einem starren Metallrohr durch. Nitze schuf gemeinsam mit Leiter das erste Endoskop mit elektrischer Lichtquelle. Mikulicz leistete durch die Entwicklung neuer Geräte als auch effizienter Sedierungsmethoden einen großen Beitrag auf dem Weg zur modernen Gastroskopie. Schindler gelang es das erste semiflexible Gastroskop zu entwickeln. Hirschowitz kreierte das erste vollständig flexible Endoskop sowie die Kaltlichtquelle. Eine Reihe von Personen, welche hier nicht explizit genannt werden, trugen im Rahmen von Firmenprojekten wesentlich zur Entwicklung der Videogastroskopie bei.

Die über 200 Jahre andauernde Entwicklung der Endoskopie brachte diagnostische und therapeutische Verfahren hervor, welche aus der modernen Medizin nicht wegzudenken sind und das Leben vieler Patienten positiv beeinflussen.

P. Badinger, *Geschichte der Gastroskopie*, essentials,
https://doi.org/10.1007/978-3-662-72831-4_7

Was Sie aus diesem *essential* mitnehmen können

- Die Geschichte der Gastroskopie beginnt mit dem Lichtleiter von Philipp Bozzini
- Adolf Kussmaul führte 1868 die erste Gastroskopie an einem lebenden Patienten durch
- Die Ära der starren Endoskope wurde von Maximilian Nitze, Josef Leiter und Johann von Mikulicz-Radecki geprägt
- Rudolf Schindler entwickelte mit Georg Wolf das erste semiflexible Gastroskop
- Heute steht eine Vielzahl an technologischen Tools zur Optimierung der Untersuchungsergebnisse von Gastroskopien zur Verfügung

P. Badinger, *Geschichte der Gastroskopie*, essentials,
https://doi.org/10.1007/978-3-662-72831-4

Literatur

Adler, Samuel N. 2017. „The history of time for capsule endoscopy“. *Annals of Translational Medicine* 5(9):194–194. https://doi.org/10.21037/atm.2017.03.90.

Antwerpes, Frank, Claudio Seppelt, Ralf Huch, und Gunnar Römer. 2024. „Optische Kohärenztomografie“. DocCheck Flexikon. https://flexikon.doccheck.com/de/Optische_Koh%C3%A4renztomografie. Zugegriffen: 24. Nov 2024.

Berci, G., und K. A. Forde. 2000. „History of endoscopy: What lessons have we learned from the past?“ *Surgical Endoscopy* 14(1):5–15. https://doi.org/10.1007/s004649900002.

Bhatt, Jaimin, Adam Jones, Stephen Foley, et al. 2010. „Harold Horace Hopkins: A short biography“. *BJU International* 106(10):1425–28. https://doi.org/10.1111/j.1464-410X.2010.09717.x.

Cho, Jun-Hyung. 2015. „Advanced imaging technology other than narrow band imaging“. *Clinical Endoscopy* 48(6):503–10. https://doi.org/10.5946/ce.2015.48.6.503.

Classen, M., K. Knyrim, H. K. Seidlitz, und F. Hagenmüller. 1987. „Electronic Endoscopy--the Latest Technology“. *Endoscopy* 19(3):118–23. https://doi.org/10.1055/s-2007-1018255.

Desormeaux, A. J. 1867. „The endoscope, and its application to the diagnosis and treatment of urinary affections“. *The Chicago Medical Journal* 24(4–5):177–208.

Deutsche Gesellschaft für Gastroenterologie, Verdauungs- und Stoffwechselkrankheiten. 2024. „In Erinnerung an: Prof. Dr. med. Rudolf Schindler 1888–1968“. Gegen das Vergessen. https://www.dgvs-gegen-das-vergessen.de/biografie/rudolf-schindler/. Zugegriffen: 24. Nov 2024.

Dittrick Medical History Center. 2024. „Hirschowitz fiberoptic Endoscope, 1960 – Dittrick Medical History Center“. https://artsci.case.edu/dittrick/online-exhibits/explore-the-artifacts/hirschowitz-fiberoptic-endoscope-1960/. Zugegriffen: 24. Nov 2024.

European Association of Urology. 2024a. „Bozzini, Philipp“. EAU European Museum of Urology. https://history.uroweb.org/biographies/bozzini-philipp/. Zugegriffen: 24. Nov 2024.

European Association of Urology. 2024b. „Desormeaux, Antonin Jean“. EAU European Museum of Urology. https://history.uroweb.org/biographies/desormeaux-antonin-jean/. Zugegriffen: 24. Nov 2024.

European Association of Urology. 2024c. „Nitze, Maximilian“. EAU European Museum of Urology. https://history.uroweb.org/biographies/nitze-maximilian/. Zugegriffen: 24. Nov 2024.

P. Badinger, *Geschichte der Gastroskopie*, essentials,
https://doi.org/10.1007/978-3-662-72831-4

Frühmorgen, P., und L. Demling. 1973. Biomedizinische Technik in Der Gastroenterologie. *Biomedical Engineering/Biomedizinische Technik* 18(2):45–49. https://doi.org/10.1515/bmte.1973.18.2.45.

Hadley, G. D. 1965. „The gastro-camera." Research Article. *British Medical Journal* 2(5472):1209–12. https://doi.org/10.1136/bmj.2.5472.1209.

Högenauer, Ch. 2005. „Chromoendoskopie im Gastrointestinaltrakt". *Journal für Gastroenterologische und Hepatologische Erkrankungen* 3:11–14.

Internationale Nitze-Leiter Forschungsgesellschaft für Endoskopie. 2024a. „Der Lichtleiter des Philipp Bozzini". Internationale Nitze-Leiter Forschungsgesellschaft für Endoskopie. https://www.nitze-leiter-endoskopie.at/startseite/der-lichtleiter-des-philipp-bozzini/. Zugegriffen: 24. Nov 2024.

Internationale Nitze-Leiter Forschungsgesellschaft für Endoskopie. 2024b. „L'Endoscope des Antonin-Jean Desormeaux". Internationale Nitze-Leiter Forschungsgesellschaft für Endoskopie. https://www.nitze-leiter-endoskopie.at/startseite/l-endoscope-des-antonin-jean-desormeaux/. Zugegriffen: 24. Nov 2024.

Kluge, Friedrich, und Eduard Seidler. 1986. „Zur Erstanwendung der Ösophago- und Gastroskopie: Briefe von Adolf Kußmaul und seinen Mitarbeitern". *Medizinhistorisches Journal* 21(3/4):288–307.

Mann, Gunter, und Philipp Bozzini. 1973. „Der frankfurter Lichtleiter: Neues über Philipp Bozzini und sein Endoskop". *Medizinhistorisches Journal* 8(2/3):105–30.

Mikulicz, Johann. 1881. „Über Gastroskopie und Oesophagoskopie". *Wiener Medizinische Presse* Separatabdruck.

Samel, Nicholas S., und Hiroshi Mashimo. 2019. „Application of OCT in the gastrointestinal tract". *Applied Sciences* 9(15):2991. https://doi.org/10.3390/app9152991.

Spurr, Charles. 2018. „History of the instruments and techniques of gastrointestinal endoscopy". In *Diagnostic and therapeutic procedures in gastroenterology*, Hrsg. von Subbaramiah Sridhar und George Y. Wu. *Clinical gastroenterology*. Springer International Publishing. https://doi.org/10.1007/978-3-319-62993-3_1.

Stefanek, Monika. 2020. „Johann von Mikulicz-Radecki – das vergessene Genie der Chirurgie". Porta Polonica. https://www.porta-polonica.de/de/atlas-der-erinnerungsorte/johann-von-mikulicz-radecki-das-vergessene-genie-der-chirurgie. Zugegriffen: 24. Nov 2024.

Tsai, Tsung-Han, James Fujimoto, und Hiroshi Mashimo. 2014. „Endoscopic optical coherence tomography for clinical gastroenterology". *Diagnostics* 4(2):57–93. https://doi.org/10.3390/diagnostics4020057.

Weiprecht, Jürgen. 2002. „Aufbau und Funktionsprinzip eines CCD-Detektors". https://www.astro.uni-jena.de/Teaching/Praktikum/pra2002/node242.html. Zugegriffen: 24. Nov 2024.

Wikiwand. 2024. „Basil Hirschowitz – Wikiwand". https://www.wikiwand.com/de/articles/Basil%20Hirschowitz. Zugegriffen: 24. Nov 2024.

Wyklicky, Helmut. 1982. „Kußmaul, Adolf". Deutsche Biographie, Bayerische Staatsbibliothek. https://www.deutsche-biographie.de/pnd118723073.html#ndbcontent. Zugegriffen: 24. Nov 2024.

GPSR Compliance
The European Union's (EU) General Product Safety Regulation (GPSR) is a set of rules that requires consumer products to be safe and our obligations to ensure this.

If you have any concerns about our products, you can contact us on

ProductSafety@springernature.com

In case Publisher is established outside the EU, the EU authorized representative is:

Springer Nature Customer Service Center GmbH
Europaplatz 3
69115 Heidelberg, Germany

www.ingramcontent.com/pod-product-compliance
Ingram Content Group UK Ltd.
Pitfield, Milton Keynes, MK11 3LW, UK
UKHW021959190726
13853UKWH00004B/1619
9783662728307